大往生

医者が考える最高の死に方と極意

和

宝島社新書

はじめに

私は30年以上にわたり、高齢者を専門とする医療に携わっていますが、ここのところ本が売れるようになったこともあって、とりわけいろいろな人に聞かれることがあります。

それは「先生は、どんな死に方が理想だと思いますか?」というものです。

事実として、亡くなる前に苦しむということはあります。

たとえば、患者さんの検査データにやや脱水(血液中の水分が少ないこと)の徴候がみられれば、医者は点滴をして水分を補給することでしょう。

ところが、とくに弱った高齢者の場合、心臓の働きが十分でないために、検査上の数値は正常になっても、肺に水が溜まるようなことがあります。これは水に溺れたときと同じような状態です。

そのため、患者さんに意識がある場合には相当苦しいようです。

だから、私自身は死ぬ前にあまり水分を入れてほしくないなとは思っています。

ただし、先ほど「患者さんに意識がある場合」と書いたのですが、多くの場合は亡くなる間際になると患者さんは意識がなくなります。そうだとすると、ご本人はおそらくその苦しみを感じていないことでしょう。

以前、私が勤務していた高齢者専門の総合病院は、在院者の平均年齢が85歳くらいだったこともあり、年間200人くらいの方が亡くなっていました。

当直をすると2回に1回くらい、つまり月に1回くらい人の死に立ち会うことがあったのですが、その時の経験で言うと、「人の死というのは、思いのほかあっけないものだな」という印象がありました。

要するに、眠りにつき、そのまま起きてこないという日が何日か続いて、そのまま亡くなってしまう――。そんなパターンが、少なくとも高齢者では多いのです。

亡くなるまでの何日かの間、家族が付き添っている場合もあれば、家族が誰もいないときに心電図がフラット状態になって医者が呼ばれ、死の確認（心電図がフラットで、聴診器で心音が聞こえなくなっていて、瞳孔にライトを当てても対光反射がないことを確認すること）がなされることもあります。

私がドライな性格だということなのかもしれませんが、「意識がなくなっているのだから、死に方についてはそんなにこだわらなくてもいいし、死に目にあってもらえなくてもいいな」と割り切るようになりました。

さらにお伝えしておくと、のたうちまわって苦しんで亡くなる方はきわめて稀です。少なくとも、私はそれを見たことはありません。

確かに、死ぬ間際とか、死が近づいてきたときに苦しむ方はいます。

たとえば、うつ病になってしまうと気分は憂鬱ですし、罪悪感も強くなり、自分が生きていること自体が他人にとって迷惑なのだと思ったりする人もいます。まだ食事を取れる場合には、「何を食べても味がしない」「まずい」というようなことも起こります。

あるいは、「あの時、ああしていればよかった」「これをしなければよかった」などと、死ぬ前にいろいろな後悔が押し寄せる人もいます。

がんにしても、末期になって苦しむ方はいますが、通常は、医療用のモルヒネやステロイドなどで痛みや苦しみがだいぶラクになります。

それを緩和医療（苦痛を緩和するという意味でしょう）と呼ぶのですが、それが知識として十分に患者さんに共有されているわけではないうえに、医師の側にもそれほどこの考えが広まっていないため、苦痛のうちに亡くなる方はけっして少なくありません。

以上のようなことは、知識があれば、ある程度は防げることでもあります。

本書は、高齢の方々を主たる読者対象と想定しています。がんの終末期医療についてはが自分の専門外なので、緩和医療については専門家の先生の見解を参考にしてもらうことになりますが、うつ病にならないためのメンタルヘルスのほか、死ぬときに後悔しないために、自分の経験上お伝えしたいことについては書かせていただきました。

また、死への恐怖（死の直前の苦しみより、こちらのほうが人々を苦しめる印象です）を和らげられるように、死にまつわる誤解が解けるようなお話もしたいと思います。

ただ、それ以上に強調しておきたいのは、たとえばがんで余命宣告を受けた患者さんなどを除けば、「死は、いつ訪れるかわからないもの」だということです。

それにもかかわらず、人間が死ぬ確率というのは100％です。すべての医療行為は、死を遅らせることはできても、死を防ぐことはできないのです。つまり、延命治療しかできません。

死の間際になると、人工呼吸器をつけるか、胃ろうをするか、点滴を続けるかといったことまで、「選択していい」という風潮が広まってきています。無駄な延命治療はすべきでないという議論もあります。

それならばもう少し元気がある段階から、たとえば延命のために「食べたいものを我慢する」、「飲むと調子が悪くなる薬を我慢する」、「タバコや酒を我慢する」といったことだって、本人に選択を委ねてもいいはずです。そうすれば、少なくとも自分の意志でそれからの残りの人生の質を決められるからです。

「死に方」を考えるということは、残りの人生の「生き方」を考えるということだと私は信じています。とりわけ、現役で取り組んでいる仕事に追われるわけでなく、生き方の自己選択の度合いが高まっている高齢の方の場合はそうでしょう。

本書は、6000人くらいの高齢の患者さんを診てきた私が「死に方」と「生き方」についての考えをまとめたものです。

もちろんこれが正解、などと押し付けるつもりはなく、これからの生きざまを考える上でのヒントにしていただきたいのです。そして、少しでも「生き方がラクになった」と思っていただけたとしたら、著者として望外の喜びです。

実際、私の考えも、もっと年を取りもっと死に近づけば変わるかもしれません。ただ、本書の内容が私なりに一生懸命考えたものだと信じていただければ幸いです。

2022年12月　和田秀樹

目次

第2章　最期に後悔しない生き方

第3章 身体の老いとうまくつきあう

第4章 心の老いとうまくつきあう

第5章　最高の生き方と最高の死に方

カバー・帯デザイン／bookwall
本文ＤＴＰ／ユニオンワークス
構成／大友麻子

第1章　大往生とは何か

死に方を自分で選ぶことはできない

さて、「大往生」とはそもそも何でしょうか。改めて考えてみましょう。

超高齢社会が到来してから、盛んに言われるようになったのが「ピンピンコロリ」です。亡くなる間際まで非常に元気に過ごしていて、ある日、パタンと倒れて逝去する。長患いすることもなく、人生の最期まで元気に駆け抜けたというイメージがありますから、多くの人が憧れるのも無理はありませんね。

とはいえ、もしもこのピンピンコロリを目指すのならば、ある日突然、バタリと倒れてそのまま天国に召されるということになりますから、枕元に家族が駆けつける暇などありません。むしろ、一人暮らしの自宅で突然倒れたら、数日間、誰にも見つけてもらえないということだってあるでしょう。いわゆる「孤独死」

と言われるものです。そもそも、私は孤独死が「残念な死」であるともまったく思わないのですが、それについてはのちほど、改めて触れることにしましょう。

とにかく、ピンピンコロリがいい。でも、寂しいのは嫌なので、最期の瞬間は家族に看取《みと》られたい。とはいえ家族には負担をかけたくない。ボケる前に死にたい。元気である限りは長生きしたいけれど、元気じゃなくなったらさっさと死にたい。お金の苦労をしたくないから、貯金が底をつく前に死にたい——。

皆さん、終末期に関するいろいろな情報をつまみ食いして、なんとなく「大往生」のイメージを勝手につくり上げていないでしょうか。ですが、生まれ方を自分で選べないのと同様に、人間は死に方も自分で選ぶことはできないのです。それを忘れてはいけません。

いや、そんなことはない。私は自分の尊厳を保って、いざという時は延命治療を毅然《きぜん》として拒否し、自分の意識がしっかりしているうちに自分の人生に自分で決着をつけるのだ――。そんなふうに思っている人もいるかもしれませんね。

あるいは、日本人の死因の1位であるがん。進行具合や転移の有無などから、ある程度の余命の見通しが立てられるので、がんで自分の人生を終えるのが一番の理想だと考える人が、最近では少しずつ出始めています。

高齢になってからがんを発症したならば、臓器を切ったり抗がん剤を投与したりといった身体に負荷をかけるような治療はもうやめて、体力を温存しながら残された日々を楽しく過ごしたい。頭がクリアなまま、お別れしたい人たちにはお別れを告げ、終わりの日に向けて一つひとつ準備を進めていくことができる。これこそまさに理想の死に方だ、という意見を耳にすることもあります。

私自身も、高齢になってからがんを発症した場合、臓器をごっそり切除するような手術をしたり、身体に負担をかける化学療法を行ったりすることには消極的な立場ですが、これについては、次の章でもう少し詳しく述べたいと思います。

一方で、たとえリスクが大きかったとしても、それでも手術を受ける、抗がん剤投与を受ける、ということを本人が自主的に決断するのであれば、その選択肢ももちろん否定はしません。ここで大切なのは本人の「自己決定」が尊重されているかどうかです。

昨日と今日とでは考え方は変わって当たり前

ただし、いくら「がんという死に方は悪くないな」と自分の頭で考えたとしても、こればかりは願望通りになるものではありません。あるいは、たとえ「自分はがんで死にたい」と考えていたとしても、実際にがんを発症したときに、それを前向きに捉えることができないかもしれません。人は常に心を迷わせ、考え続ける生き物なのですから、昨日と今日で考えが変わることは大いにあり得ます。

同様に、「延命治療は毅然として拒否する」と決意していたとしても、身体は至って健康でありながら、認知機能のほうが先に低下し始めるかもしれません。あるいは、何がどうあっても1日でも長く生きていたいと考えるようになるかもしれません。

一寸先がまったく見えないのが人生です。ましてや、自分の人生がいつどのように幕を下ろすのかなど、誰にもわかりません。そして、たとえ自分が思い描いていた通りの終末期ではなかったとしても、それがその人にとって「不幸な死」だったなどと、誰が言えるのでしょうか。

予期していなかったタイミングで老化現象が始まったとしても、それによって自分の中で新たな発見があったり、周囲との思いがけない交流が始まって世界がぐっと広がったり、人間関係の深みが増していったり……というようなことは、往々にしてあるものです。

ところが、頭の固い人は、自分の考え方が変わるかもしれないということに思いを馳《は》せることが苦手です。いまの自分が考える「不幸な死に方」は、5年後、10年後の自分にとっても不幸なものだと思い込んでいる。これは想像力の欠如というほかありません。

寝たきりになっても「よりよく生きたい欲求」は消えない

ある時、テレビ番組で共演したタレントさんが、収録の合間に私に話しかけてきたことがありました。

「和田先生さ、寝たきりになってまで生きていたくないなんて、よくいろんな奴らが言ってるけど、あれ、嘘だよな」と、苦笑いしながら言うんです。

「うちのお袋、元気なころは、〝寝たきりになったら、母ちゃんを殺しておくれ〟

って言ってたんだけどさ、いざ寝たきりになったら、〝お前、医者にちゃんと金を包んでるか〟なんて言うんだよ」。

私も多くの高齢者を診てきましたが、年を取って身体が不自由になってきたからといって「もういつお迎えが来てもいいや」なんて達観している人はほとんどいません。

口では「もういつお迎えが来てもいいんです」なんて言っている人に限って、コロナワクチンの注射の案内が届いたら、我先にと必死になって予約を取ろうとする。つまり、生きることにとても貪欲です。

「口から栄養を摂取できなくなったら死んでしまいたい」なんていうのは、いまおいしくご飯を食べられている人の思い込み。胃ろうで栄養摂取したことで、肌ツヤが格段によくなる高齢者はたくさんいます。皆さん、終わりの時まで、一生懸命に生きておられると感じるのです。

あるいは、私は認知症の患者さんをおそらく3000人くらいは診てきていますが、その中で車にはねられたというような人はひとりもいません。徘徊《はいかい》していて土手から落ちてしまったという人はいますが、交通事故に遭遇した人はいないのです。つまり、かなり認知機能が低下して判断力が失われてもなお、車が来たら怖い、と反射的に逃げるわけです。死が怖い、生き延びたい、というのは強く根源的な人間の欲求だと思います。

寝たきりで生きていても仕方がないなんていうのは、いまピンピンしていて行きたいところに行けて元気に飛び回っている人たちの傲慢だと思います。寝たきりになったら幸せなわけがない、と思い込んでいるのですから。そういう考え方をするのであれば、「先天性の疾患を持っていたり、人生の途中で何らかの病気や事故に見舞われて寝たきりになっている人たちはみんな〝不幸せ〟だから、生かすべきではない」ということになりませんか？

そんなふうに指摘すると、他人の生き方について口出しをするつもりはないけれど、自分自身は嫌だと言っているだけだ、と主張する人もいます。

しかし本当にそうでしょうか。

私は、高齢者専門の病院でながらく老年精神医療に携わってきましたので、高齢者たちのさまざまな死に際を見てきました。寝たきりになった高齢者の多くも、交通事故などの例外を除いて、いきなり寝たきりになるわけではないのです。

死というのは劇的な出来事ではない

まだまだ元気、という状態の人の多くは、死というものが、自分の身に起きる劇的なものであるかのようにイメージしています。ですが、多くの高齢者の死を見てきた精神科医として私が思うのは、「死は生の緩やかな延長線上にある」ということです。

多くの場合、人はある日突然亡くなるのではなく、緩やかに変化していく先で、グラデーションが濃くなっていくようにして死へと移行していくのです。

もちろん、交通事故や脳卒中などで急逝することもありますが、多くの疾患や老衰などの場合、徐々に心身のさまざまな機能が低下していくことになります。最後は寝たきりになって、「あれ、また眠っているなあ」なんて時間が増えていき、少しずつ目を覚ますことが減っていって死へとフェードアウトしていくのです。


元気にピンピンしているときには、寝たきりになったら生きていたくないとか、点滴や胃ろう、人工呼吸器などで身体中に管を付けられた状態になってまで生きていたくないなどと考える人が少なくありません。確かに、元気に動き回っているいまの自分からしてみれば、管につながれて寝たきりになっている自分の姿は想像したくないものかもしれません。

でも、いまのあなたと5年後のあなたが、同じ考えを持っていると断言できるでしょうか。

しかも多くの場合、心身はゆっくりと変化していきます。その中で、さまざまな機能低下を徐々に受け入れながら、老いの日々を過ごすわけです。

大事なのはあくまで本人の「自己決定」

数年前までは元気に山登りを楽しんでいたけれど、いつの間にか平地でも杖《つえ》をつかないと足元がおぼつかなくなってきた。それでも、杖をつきながら近所を散歩して、季節の移ろいを感じるだけで、山登りをしていたころと同じような満ち足りた気分を味わうようになることもあるでしょう。

あるいは、さらに足腰が弱って、外出時に車椅子のお世話になることになっても、ヘルパーさんに付き添われて近所のスーパーへ買い物に行くだけで、大きな達成感を得られることもあるでしょう。

明日の自分は今日の自分とは違ったところに、人生の楽しみを見つけ出しているかもしれません。来年の自分は、今年の自分よりももっと成熟した時間を生きているかもしれないのです。

無理に治療はしない、胃ろうや人工呼吸器などの延命措置は行わない、と元気なうちにどうしても宣言しておきたいと考えるのであれば、それもその人の自由です。そう思ったほうが死への不安がなくなるというのであれば、そのように考えるのもいいでしょう。

しかし、いまの元気なあなたは「延命治療なんかしてほしくない」と毅然として言えたとしても、明日のあなたが同じ考えでいるかどうかなんて、誰にもわかりません。まして、5年後、10年後のあなたがどのような状態にあって何を考えているのか、「いざ」という瞬間にどのような選択を望むのかなど、あなた自身にもわからないことなのです。

大切なのは、いついかなる時も、どの瞬間においても、本人の「自己決定」が尊重されること。ですから、「自己決定」の意志が示せなくなる前に「リビング・ウィル（延命治療を望まない、などの尊厳死についての意思表示）」を残しておきたい、という方の気持ちは理解できます。

ですが、それがさも「社会に負担をかけない賢い選択」であるかのように扱われるのは大反対です。なぜなら、日本が「世間様の意向」に過剰に忖度《そんたく》する社会になってしまっていることに危うさを感じるからです。

「正しさ」を押し売りする日本社会の落とし穴

コロナ禍では、日本社会の「安心」や「正しさ」の貧弱なイメージとともに、その同調圧力がいかに強いものであるかが図らずも露呈することになりました。「世間体」に必要以上に忖度して、感染対策を「やっている体裁」を整えるために、人々は多くのエネルギーを費やすことになりました。

世の中の「正しい基準」に自分を同調させるために、自分の幸福追求をあっさりと手放す姿も数限りなく目にしました。

ステイホームで家に引きこもることで、おそらく感染による死者の数はある程度減らすことができたでしょう。しかし、「命を守る」という正義を大上段に振りかざされて、社会から隔絶されることを余儀なくされた高齢者たちがいたことも事実なのです。施設は面会がシャットアウトされ、最大の楽しみのひとつである食事も居室でひとり孤独に食べなければならなくなった高齢者が少なくありませんでした。デイサービスの利用制限や中止なども相次いで、行くところもなくぼーっと部屋でテレビを見ているしかない、というような状況も見受けられました。

こうした隔離策でフレイル（加齢による心身の虚弱）になり、要介護度が高まろうが、うつ状態になろうが、認知機能が低下しようが、「コロナに感染して亡くなることはなかったんだから、めでたしめでたし」なのでしょうか。

つまり、死ぬことさえ回避できればその人は幸せなのか、という疑問を感じるわけです。

移動の自由も人と会って話す自由も、「死なない」という目的のために簡単に手放してしまう。もちろん、医療機関がパンクしないようにと配慮する意図もあったでしょう。そうであったとしても、それと引き換えに犠牲にするものについて、もっと丁寧な議論をすべきだったと思います。

「死なない」ことが幸せのすべてなのか。5年先にしろ10年先にしろ、誰しもいずれは死ぬという現実があるにもかかわらず、そこから目をそらして、当面の「死なない」という目的を最優先にしてしまっていいのか——。繰り返しになりますが、どんな判断をするのでも、それで自分が納得できるのであれば構わないのです。しかし、少なくともコロナ禍においては、先ほどもお話しした「自己決定」のための選択肢が個人の手に委ねられていたとは到底思えません。

日本社会のこうしたありようは、コロナ禍に始まったことではないのだと気づかされます。

押し付けがましい長寿志向

いまの日本の医療を見ていると、患者が自分らしく生きられるように支えようという医療機関側の熱意はあまり感じられないように思えます。

高齢者は、遠くない将来にお迎えがくるのです。そう考えたときに必要なのは、亡くなるまでの時間をその人がいかに豊かに生きられるかということ。本人の人生哲学を大切にしながら限りある時間をよりよく生きるために、医療にはどんなサポートができるのか、という視点が求められます。

しかし、医師たちの多くは、患者の年齢や暮らしぶりなどの個々の特性に配慮することなく、臓器と検査データだけを診て基準値に戻そうとするばかり。血圧でもコレステロール値でも、少しでも高ければ食事指導や数値を下げるための薬を処方する。がんが見つかれば根絶しよう意気込む。外科的治療や化学療法などの治療が高齢者の身体にどのようなダメージを与えるかといったことに頓着しない人が少なくありません。

医療とのうまいつきあい方については次の章で詳しく述べますが、「限られた時間を生きる高齢者」の心に寄り添う眼差《まなざ》しなき医療は、高齢者の晩年を不幸なものにしかねないのです。

若いころであれば、多少身体に負担がかかる治療を受けても、ダメージから回復できる可能性は高いですし、人生の先も長いですから、ハイレベルな治療に挑戦する意義は大きいでしょう。

しかし、高齢になってくると、ハイレベルな治療が、その人の残りの人生に残念な結果をもたらすことが少なくないのです。

高齢者の場合、どんな治療をするにせよ、残された時間はおおよそ限られている。そういった現実があるのに、できるだけ長生きすることこそが幸せだ、というような認識には欺瞞《ぎまん》があるような気がしてなりません。治療によって余命が数年延びたとしても、臓器のダメージや副作用によって身体がボロボロになってしまったとしたらどうでしょう。好きな食べ物が食べられなくなり、趣味の時間も奪われて、それでも「余命が数年延びたからよかったね」と言えるのでしょうか。「とにかく死なせないことが大事」という社会の前提があるために、もしかしたら高齢者がその過酷な治療によって幸せな晩年を奪われてしまうのではないか、といったことへの配慮が足りないのではないかと思えます。

社会に広まっている「長寿志向」によって延命を重視したことで長生きできたとしても、そのせいで生き生きとした生活が失われたとしたら、果たしてそれが「大往生」と言えるのかどうか——。私は首をかしげたくなります。

「人生のピーク時」と比べてしまうから不幸になる

ノーベル経済学賞を受賞したイスラエル出身の心理学者で経済学者のダニエル・カーネマンは、「人間の幸せは参照点との比較によって決まる」と言っています。

この「参照点」というのは、その人の人生のピーク時になりがちです。たとえば、年収1億円が参照点になっている人もいれば、毎日1000円が自由に使えるということが参照点になっている人もいるわけです。普遍的な「幸せ」の形が存在しないのは、参照点が個々によって異なるためです。

参照点が高い人ほど、老いてからの幸福度は低めになる傾向があります。

人生において常にピーク状態をキープするのは至難の業です。ものすごい努力をしたり、ほかの楽しみをすべて犠牲にしたり、持っている時間やエネルギーをすべて費やす覚悟で資産形成に猛進したりすれば、表面上のピークは維持できるのかもしれませんが、晩年に人生を振り返ってみてそれが幸せだったと思うかどうかは別問題です。

とくにサラリーマンは、いくら本人が努力したからといって同じポジションにずっとしがみついていられるわけではありません。役員にでもならない限りは定年退職しなければなりませんし、退職後に再雇用してもらったとしても、定年前のような肩書きや給与が得られるわけではありません。たとえ役員になったとしても、いつかは後進に道を譲るときがきます。

大企業の部長としてみんなにチヤホヤされ、威張っていられたころ。高い年収を手にして、自信にみなぎっていたあのころ。そんな過去の栄光を忘れられずにいる人の老後は、幸せの参照点が非常に高く、現時点の自分とのギャップに苦しむことがあります。その結果として、老いてからの幸福度が低くなりやすい傾向につながっているのです。

大企業の部長クラスまで勤めて退職したとしたら、十分な退職金や年金があるのでお金に困ることはないでしょう。一般的には「恵まれた老後」と言えるものです。しかし、現役時代に手にしていた年収とは比べるべくもありませんし、大企業で働くことにプライドを持っていた人はいっそう、肩書きを失ったことで、輝かしかった日々と現在の自分の状況に乖離《かいり》を感じます。

いまの自分に満足できない。常に満たされない。

だからこそ、「かつての俺はこんな大きな仕事をしていた」「あのころの俺はこんなにすごかった」などと、過去の自慢話をしたがる人が少なくないのです。

高所得者層向けの高級老人ホームに入居できて、ラグジュアリーな設備に囲まれることになったとしても、こんな素敵な個室でうれしいな、おいしい食事と安心のケアがあって僕は幸せだな、とはなかなかなりません。

現役時代の参照点が低いと幸福度が高まりやすい

過去の栄光に引きずられてしまうと、プライドが邪魔をして幸せを感じにくくなり、少しでも誰かに軽んじられたような態度を取られたら頭に血が上ってしまうという人もいます。現役時代の肩書きがなくなってしまうと、自分を慕って会いにきてくれるような友人は限られてきます。設備や調度品は立派なホームの個室に住んでいるのに、常に不機嫌そうに日々を送っている。そんな高所得層の高齢者の晩年を、私はたびたび目にしてきました。

ただし、そうした晩年が「不幸だ」と決めつけるつもりはありません。

不機嫌そうに日々を送っているように周囲からは見えたとしても、その暮らしに本人が満足しているのならば、それがその人の「大往生」へのプロセスですから、他人が良し悪しを論じる必要はないのです。

とはいえ、それなりの財産があり、何一つ不自由のない暮らしを送ることができていながら、いつも不機嫌だなんてもったいない……と、つい老婆心から思ってしまうわけです。

一方、いまの自分にすっかり満足して、少ない年金をやりくりしつつも気ままな老後を謳歌《おうか》している高齢者は、現役時代の参照点が低かった人が少なくありません。現役時代の収入が低く、周囲にチヤホヤされることもなくそれなりの扱いを受けていた人は、参照点が低いので老後の幸福度が高まりやすいのです。

貧しいほうがささやかな幸福で満足できるのだ、といった身も蓋もないような言い方をしていると思われるかもしれませんが、老年精神科医としてつくづく感じているのが、お金持ちほど老後は不幸せになりやすいという「金持ちパラドックス」です。

格差社会がよいとは思いませんし、6人に1人が相対的貧困にあると言われる日本の現状に危機感を覚えます。高所得者ほど子どもによい教育を受けさせることができるというような、教育による格差再生産が起きている状況もできる限り改善すべきです。

しかし一方で、多すぎるお金は人を幸せにしない、ということもまた真実なのです。

財産が幸せを遠ざける「金持ちパラドックス」

人間、金さえあれば何でも手に入る。引退後も貯金がたっぷりあればあるほど、悠々自適な老後を謳歌できる。

そう思っている人は少なくないでしょう。

ですが、私は、金持ちよりも少し貧しいくらいのほうが年を取ってからは幸せになれると常々訴えてきました。お金があればあるほど、高齢者は幸せから遠ざかりやすくなる。

たとえば、妻に先立たれた男性が、老いてから素敵な女性と出会って再婚したいと言い出したとします。

男性がさほど裕福でなければ、子どもたちは「親父も幸せになれよ」なんて言って、父親の晩年が華やぐことを素直に喜び、その結婚を祝福してくれることでしょう。ところが、この男性が資産家であった場合、様相は一変します。

「親父、騙《だま》されてるんじゃないのかな。その女の人、財産を狙ってるだけなんじゃないの？」

「おつきあいするのはいいと思うけど、籍は入れちゃだめよ」

「年寄りの冷や水っていうんだよ。もういいトシなんだからさ」

おそらく、子どもたちはこぞって結婚に反対するでしょう。

70代くらいまでなら、強気に「俺の人生だ、俺の好きにさせろ!」と言えることが多いのですが、80歳を過ぎると弱気になってきて、反対する子どもに逆らえなくなってしまいがちです。

女性の場合でもまったく同じです。

「お母さん、その人は財産が目当てかもしれないから心配よ。入籍はしないでね」

「後で嫌な思いをするのはお母さんだから、気をつけてほしいんだよ」

子どもたちは母親の将来と財産の行方を危惧することでしょう。

しかし、たとえ財産目当てだったとしても、それの何が悪いのでしょうか。相手が自分を選んだ理由のひとつに資産があったとしても、最期まで添い遂げなければ遺産を手にすることは難しいのですから、きっと大切にしてくれることでしょう。

むしろ、親を心配するようなそぶりで結婚に反対する子どもたちのほうが、親の財産目当てだということもあり得るのです。

子どもたちがいくら反対したとしても、遠慮をする必要はありません。あなたの人生です。あなたが「一緒に過ごしたい」と思える人と出会えたとしたら、そんなに素晴らしいことはありません。お金を遺さないと子どもから大切にしてもらえないのでは……なんて考え方で老後を生きるのは、あまりに寂しいのではないでしょうか。

ここでも、大事なのは「自己決定」です。自分の人生は自分で決める。自分の財産も自分で好きなように使うべきですし、もしお金のあるなしで子どもが親の扱いを変えるようなら、ハナから当てになどしなければよいのです。

自分の幸せを最優先する。自分が生きたいように生きる。

現役時代のような肩書きがなくなり、重い責任のなくなった老後こそ、誰にも気兼ねせずに「自己決定」ができる人生最高の時期だと気づいてほしいのです。

他人からの評価なんてどうでもいい

晩年は、多すぎる財産が幸せを遠ざけることがあると書きました。では、ささやかな年金で慎ましく暮らしつつ、共白髪の連れ合いと添い遂げること、あるいは新たな素晴らしいパートナーや理解のある子どもたち、よい仲間たちに恵まれて楽しげに暮らせる人こそが「幸せな高齢者」だということでしょうか。

いいえ、けっしてそういうことではありません。

自分が納得できる生き方を自分で選択できたのなら、他人の目にどう映ろうとも、それがその人にとっての「大往生」に向けた人生の集大成になるのです。

そういう意味では、昆虫が好きで好きで仕方がないという養老孟司先生は本当に幸せなのだろうと思います。うらやましいほどです。

養老先生は立派な思想家であり解剖学者としても知られていますが、その一方で極度の〝昆虫オタク〟として有名です。昆虫がライフワークになっていて、昆虫と一緒にいるのが何よりも幸せだというほど。昆虫のことさえ考えられれば、あとのことはどうでもいい、というくらいの入れ込みようです。そこまで強い思いを持てる対象があるのは、この上なく幸せなことだと思います。

はたから見ていると、昆虫の何がそこまで素敵なのか正直よくわからないという人も多いはずですが、当人にとっては、何よりも素晴らしいと思えるわけです。

他人の評価なんてどうでもいいのです。そうした世界にのめり込めるのは、幸福度の高さにつながります。

自分がやりたいことをやる

その意味では、鉄道マニアの人たちも幸せそうに思えます。

鉄道マニアの中でも、鉄道に乗車する「乗り鉄」、鉄道の写真撮影をする「撮り鉄」などがありますが、そのどちらも楽しそうですし、鉄道趣味は年齢を重ねてもずっと無理なく続けられます。

しかも、その楽しみ方は完全なる「自分軸」です。首からカメラをぶら下げてひとりであちこち走り回り、他人から「何が楽しいのだろうか」なんて訝《いぶか》しがられたとしても、本人はまったく気にしません。他人からすごいと思われたいとか、評価されたいとか、プライドを満たしたいといったようなことから解放されているのです。

もちろん、マニア同士では、こんな写真が撮れたとか、あの車両に乗ったなんていう自慢話を披露しあったりするでしょうが、あくまで平和な楽しみ方と言えるでしょう。ＳＮＳなどで他人の誹謗《ひぼう》中傷を書き込んだりしているような人とは比べるべくもなく、はるかに豊かで夢のある人生の楽しみ方ではないでしょうか。

人生の後半においては、お金があるとか、豪華な暮らしをしているとか、高尚な趣味を持っているとか、友人が多いといったような「他人軸」の評価からは卒業して、自分の楽しみだけの世界を深めていったほうが、ラクに年老いていけるだろうと思うのです。

大事なのは、自分がやりたいことをやる、という一言に尽きます。見栄からではなく、子どもの機嫌を取るためでもなく、社会からのプレッシャーに流されるのでもない。自分が考えて自分で決めたこと、自分で選んだことであれば、その結果がどうであれ、それはあなた自身の「大往生」へとつながっていくのです。

ところが、この「自分が何をやりたいのか」を見つけ出すこと、そして「それを自分で選択」して「ラクに生きていく」ことは、同調圧力の強いこの社会では、そう簡単ではないようです。

最期に後悔しないように、ラクして生きるために必要な心得。そんな視点で次の章をまとめてみました。

難しく考える必要はありません。気楽に読み進めていってください。

第2章　最期に後悔しない生き方

老いてこそ、自分軸を取り戻そう

老いるとは、それまでのさまざまな制約から解放されて自由に生きられるようになるということです。だからこそ、これまでの重荷を下ろしてラクに生きていきたいもの——。

もちろん、身体はそれ相応に衰えてきますから、肉体は若いころよりも不自由さが増してきたと感じるかもしれませんが、それを補って余りあるほどの心の自由を得られるチャンスだと私は考えています。

若いころは、いくつもの縛りの中で生きざるを得ない人が大半です。

サラリーマンであれば、出世への欲もあるでしょうから、組織内のパワーバランスを見極めつつうまく立ち回る必要があるでしょう。成果主義のプレッシャーに常にさらされていた人も多いはずです。ライバルとの熾烈《しれつ》な競争も、大きなストレスになっていたことでしょう。自営業で働いていたとしても、取引先に気を遣い、月々の収支に頭を悩ませ、時代の浮き沈みに翻弄され、心が休まることはほとんどないのではないでしょうか。

現役時代は、住宅ローンやら子どもの教育費やらを抱えて、趣味に使うお金や時間を泣く泣く削らざるを得なかったことでしょう。「いま」を楽しむ余裕などなかった、という人も多いのではないでしょうか。最近でこそ、ようやくワークライフバランスという言葉が定着しましたが、いまのシニア世代は、それこそ「24時間戦えますか」の世界で、がむしゃらに汗水たらして働き日本の経済成長を牽引《けんいん》してきた、というような人たちが大勢います。

年を重ねて現役を引退するということは、こうしたさまざまなプレッシャーやしがらみからようやく自由になれるということ。誰にも気兼ねすることなく「自分軸」で生きられる時間が手に入るのです。

ところが、この素晴らしさに気づかず、現役を引退した途端に自信を失い、社会に無駄な気兼ねをしている高齢者のなんと多いことか。

いままで、家族のためだとか将来のためだと言って、さまざまな制約の中で人生を歩んできたのですから、せっかく自由になれたいまこそ、自分の本能的な欲求をもっと大切にするべきではないでしょうか。

他人からの評価なんて気にする必要はありません。やりたい放題やれるときなのです。世間の尺度から自由になって生きられるのですから、ある意味では「無敵」ということです。

しかし、過去の栄光に浸ってばかりいていまの自分を直視しようとしなかったり、社会に迷惑をかけてはいけないと肩身を狭めているばかりだったりで、自分が手にしている幸運に気づいていない人が少なくありません。

自由に生きている人は他者に対しても寛容

世間に迷惑をかけまいと気兼ねして謙虚そうに生きている高齢者よりも、自分軸を重視してラクに生きている高齢者のほうが、免疫力も高くなりやすいのでますます元気になります。そうした人は自己満足度も高いので、周囲の人ともいい関係を築いています。

老いてまで忍耐・我慢・遠慮の道を歩んでいる人ほど、自由気ままに振る舞ってラクに生きている他人が許せなくなることがあり、下手をするとコロナ禍、緊急事態宣言下の「自粛警察」のように「正義の押し付け」をしかねません。世間に忖度して過剰適応し、他人にもそうした物差しを押し付けるようなことは、そろそろやめるべきではないでしょうか。

気楽に肩の力を抜いて自由に生きることができれば、気ままに生きている他者に対しても寛容になれます。

打算もなければ、正義の押し付けもない、心地よい距離感で人とつきあうことができるようになる。現役を引退すると、こんな気楽なポジションが待っているのだと考えれば、老いもそう悪いものじゃないということに気づけるはずです。

命の散り際まで、その時々の自分の心と身体の声に素直に耳を傾け、他人からの評価など気にせず好きなようにラクに生きればいいのです。それこそ、自分だけの「大往生」です。

そのために必要なことは、マインドリセットを行うこと。これまでの思い込みを一度脱ぎ捨てることが肝要です。

幸せな老後のために貯蓄は必要？

第1章で、年を取ってくると、財産があればあるほど幸福から遠ざかってしまう傾向があるという皮肉な現実を「金持ちパラドックス」として述べました。しかし、多くの人の認識はこれとは真逆のようで、幸せな老後とお金の問題は切っても切れないと思い込んでいる人が少なくありません。

これは、豊かな老後を過ごすには2000万円の貯蓄が必要だとする「老後資金2000万円問題」なる言葉がひとり歩きした影響が非常に大きいと思われます。

年金だけでは食えない、それなりの貯蓄がなければ惨めな老後が待っている、といったイメージが一気に拡散し、高齢者がお金を貯め込むようになりました。

2022年の日本銀行の発表によると、同年6月末時点で個人（家計部門）が保有している現金・預金は1102兆円に達し、過去最高を更新したといいます。

若い人が貯蓄に励むというのは理解できます。これから住宅を購入したり、子どもの教育費がかかったりと大きな出費が控えているので、それに備えなくてはなりません。こうした預貯金は近い将来に使われることになりますから、生きたお金として社会で循環していくことでしょう。

しかし現実は、現金・預金の多くは60歳以上の高齢者が保有しているのです。総務省が同年5月に公表した統計を見てみると、40代未満の世帯の平均貯蓄額が726万円であるのに対し、60～69歳世帯の平均額は2323万円にものぼりました。老後2000万円問題をクリアすべく貯蓄に励んできたシニア世代の姿が目に見えるようです。

ちなみに、40代未満の世帯は、平均1366万円という貯蓄額の倍近い負債を抱えていることも明らかになっています。これから長い人生をかけて返済していかなければならない多額のローンを抱えているのです。

このように、さまざまな出費が重なってくる現役世代と異なり、高齢者世代は2000万円を超える預貯金を持っていたとしても、それほど多くの使い道があるわけではありません。結果として、使われることのないまま、いわば死蔵されたお金になっている状況が浮かび上がっています。

年を重ねるにつれて要介護度が増していったとしても、介護費用の自己負担分はほぼ年金の中でまかなえてしまう程度ですから、多くの現金・預金はそのまま眠ったお金になってしまうのです。お金は使ってこそ楽しめるのに、コツコツと生涯をかけて貯めるだけで終わってしまったら残念なことです。

この世で最もお金のかかる趣味とは

ところで、この世の中で一番お金のかかる趣味は何だと思いますか？　これを趣味にしてしまうと、どんなに資産や収入があってもその趣味のためにありとあらゆることを我慢し、ありとあらゆる贅沢《ぜいたく》を遠ざけ、禁欲的な暮らしをして、とにかくそれ以外のことにお金を使おうとしなくなってしまいます。

豪華クルーザーで世界一周旅行をすること？　世界の高級グルメを食べ歩くこと？　最高の名画を買い集めようとすること？

いいえ、どれも違います。

正解は貯蓄です。貯蓄ほどお金のかかる趣味はありません。

お金を使ったら減ってしまうわけですから、貯蓄が趣味なら「使う」という選択肢はありません。ひたすら貯めることに喜びを見出していくわけです。お金を何に使おうとか悩むこともなければ、使うという行動に出ることもありませんから、ただただお金を貯めるだけ。すべてのエネルギーを貯金に注ぎ込みます。なんと費用対効果の悪い趣味でしょう。

クルーザーで旅行するのであれば、旅先で写真を撮ってＳＮＳで発信したり、自分で旅行記を作って製本してみたり、次の旅行計画をあれこれと練ってみたりと、さまざまな楽しみが付随してきます。

あるいは、山登りが趣味だというのであれば、最新の登山グッズを試してみたり、次に登ってみたい山を調べたり、山が趣味の仲間と意気投合して飲みに行ったり、といった楽しみが広がるでしょう。しかし、貯金という行為にはそうした世界の広がりが一切ありません。こんなに楽しみが限定された趣味はほかにないでしょう。

その上、財産があればあったで、子どもにあれこれ干渉されて、自由に結婚もできないとしたら、なんと息苦しいことでしょう。

資産家の高齢者が亡くなった直後、子どもたちが険悪なムードになるのを私はしばしば目にしてきました。なまじ財産など残すから、こんないさかいが起きてしまうのだと、なんとも暗澹《あんたん》たる気持ちになったものです。

そんな遺族の様子を見るにつけ、親の事業を受け継ぐといった場合を除いて、相続税を100％にしてもいいのではないかとさえ私は思っています。そうすれば、高齢者は子どもの干渉から自由になれて、「元気に動けるうちに、使いたいことに使ってしまおう」と思えるようになるのではないでしょうか。

〝安いニッポン〟に暮らす国民の不安

お金を貯め込んでしまうことについては、高齢者の方にも言い分があるでしょう。

介護費用は年金である程度まかなえるとしても、いつか大きな病気を患うかもしれない。何かの災害に遭って大きな出費が必要になるかもしれない。「もしも○○になったとしたら……」という不安は、サイエンスフィクションのように想像力が果てしなく広がり尽きることがありません。これらの〝もしも〟の時に備えておかなくては、不安で不安で仕方がないというわけです。そこで、ゼロがたくさん並んだ預金通帳を眺めて、その不安を鎮めようとするのです。

今回のコロナ禍によって、そうした不安は一気に加速しました。たびたび繰り返された非常事態宣言やまん延防止等重点措置などによって、さまざまな業界が打撃を受けましたが、政府は臨時給付金や事業復活支援金などの対症療法的な対策に終始しました。

一方で異様なほどの円安が進み、ウクライナ情勢の影響もあってエネルギー価格は急騰。どんなに節電しても光熱費の上昇は止まりません。生活必需品の価格も上昇し、値上げの波が私たちの暮らしを直撃しました。

とはいえ、物価上昇は世界の潮流になっており、むしろ日本の上昇率は米英などと比較してもけっして高くはありません。日本経済の深刻さは、物価上昇にまったく追いついていかない賃金上昇の鈍さにあります。OECD（経済協力開発機構）各国の平均賃金が右肩上がりで伸びている一方で、日本の賃金はここ20年ほぼ横ばい。2020年には韓国に抜かされました。国内では物価の上昇にあえいでいますが、世界を見回すと、日本はいつの間にか「安い国」とみられるようになりつつあるのです。

そんな社会の空気に煽《あお》られて、多くの高齢者が防衛策としてお金の貯め込みに走ったと思われます。

神頼みならぬ「カネ頼み」に走ってしまう理由

こうした現象を逆から考えると、もしものことがあっても「お金」さえあればなんとか解決できる、と思い込んでいるという意識が垣間見えます。これは、もはや神頼みならぬ「カネ頼み」の境地です。

しかし、お金で解決できるレベルのことであれば、いざとなれば福祉を頼ればいいと思いませんか?

自営業の方などで、国民年金だけではどうしても生活が立ち行かない、となったときには、遠慮なく福祉の門を叩《たた》けばいいのです。いままで散々納税してきたのですから、その分を取り戻すんだというくらいの気持ちで、生活保護のお世話になってもよいのです。

困ったときに助け合える社会を維持するために、私たちは安くない税金を、所得税だの消費税だの酒税だのガソリン税だのと、あらゆる局面で日々支払い続けているのですから。そして日本には、幸いにしてその受け皿が存在しているのです。

それなのに、実体のない〝世間様〟に忖度をして、その受け皿を利用しようとする人がきわめて少ないということが、不思議でなりません。当たり前の権利として利用すればいいのです。

2020年11月、都内のバス停で夜を明かしていた路上生活者の64歳の女性が、近所に住む男性に殴り殺されるという痛ましい事件がありました。当時、彼女の所持金はわずか8円だったと報じられています。女性を殴り殺したとされる男性ものちに死亡し、飛び降り自殺だったとみられています。なんともやりきれない事件でした。

この事件をモデルに、映画監督の高橋伴明さんが『夜明けまでバス停で』という作品をつくっています。現実の事件よりも女性が若い設定になっていましたが、コツコツと働いてきた非正規雇用の女性が、その真面目さゆえに周囲に助けを求められず、みるみるうちに居場所を失っていくさまが描かれています。

彼女はなぜ、公的サポートの窓口を訪ねようとしなかったのでしょうか。

生活保護受給者に対する窓口対応の不適切さ、勇気を振り絞って保護を求めてきた申請者を追い返すような過度の水際作戦が、これまでもたびたび問題視されてきました。生活保護受給者へのバッシングが一時期SNSを賑《にぎ》わしたこともありましたが、窓口側のこうした対応はそうした世間の意識と鏡写しのように感じることがあります。

私たちは何のために納税を続けているのでしょう。仕事を引退した高齢者も、日々の買い物で安くない消費税を支払い続けています。「困ったときはお互い様」の気持ちで、助け合う社会を維持するために、私たちは税金をせっせと納めているのです。

社会のセーフティネットがきちんと機能することで、いざという時には公的サポートでなんとかなるというラクな気分が社会に広がれば、死の間際まで預金通帳を握りしめるというようなカネ頼みのマインドから、もう少し自由になれるのではないでしょうか。そうすれば、死蔵されているお金が生きた形で市場に流れ、巡り巡って社会全体が元気になっていくはずです。

ところが、公的な支援を受けるのは社会の温情にすがるようなことだ、というような意識がいまだに根強く存在しています。そんなことはプライドが許さない、あるいはみっともない、と思う。だから自力でなんとかしようとする。そこで、お金を貯め込んだ通帳を人生のお守りのように後生大事に抱え込んでしまう人が少なくありません。

誰もがいつかは老いるというのに、あるいは誰もがいつ何時、病気や事故などで支援を受ける立場になるかわからないというのに、「社会に迷惑をかけるわけにはいかない」と思い込んでいるうちは、カネ頼みの自己防衛から抜け出すことはできません。

治すことよりラクになることを優先する

カネ頼みに走ってしまう高齢者たちの心を脅かしているのは「不安病」という病のようです。これから先、どんなことが起きるかわからないから、それに備えておかなければいけないという強力な思い込み。どんなことが起きるかわからない以上、何をどれくらい備えておけば安心なのかもわかりませんから、どれほど備えを厚くしてもこの不安病から解放されることはありません。

よく考えてみてください。高齢者に残されたこれからの人生において、劇的な出費が必要になるようなことが、そんなに起こるものでしょうか。

もしも何かの病気を患って治療費がかさんだとしても、健康保険の高額医療費制度というものがありますから、個人負担限度額以上の金額を支払わなくてよいわけです。保険外のハイレベルな治療が必要になったときはどうするのだ、と思うかもしれませんが、そういった治療が必要な病気に罹患《りかん》する確率はどれくらいあるのでしょう。2人に1人ががんにかかる時代だから、かなりの確率で高額な治療費が必要になってくるのではないか、と思いますか？　そして、そもそもそういった治療は本当に必要なものでしょうか？

高齢になってからの医療とのつきあい方は、「治すこと」よりも「ラクになること」を最優先にしたほうがいいと私は考えています。

大学病院のように専門分化された医療機関では、臓器別診療が基本になっています。内科といった大きなくくりの診察ではなく、循環器内科、呼吸器内科、消化器内科といった具合に、臓器別の専門治療が行われるわけです。それぞれの専門医が連携を取って、患者さんの身体全体に配慮したバランスのよい総合診療が提供できればいいのですが、そのような質の高い総合診療ができる医師は多くありません。

治療がかえって不調を招くことも

その結果、どういった治療が行われることになるのか。たとえば、循環器内科の医者はコレステロール値が高いことを問題視して数値を下げようとします。しかし、コレステロールは免疫細胞の材料になりますから、それを下げてしまうと免疫力の低下につながります。治療の結果、動脈硬化や心筋梗塞などのリスクは下げることができたとしても、免疫機能が低下して、がんや感染症に罹患しやすくなってしまったら元も子もありません。

ひとつの臓器を健康にするための治療が、他の臓器に悪影響を与えてしまうことがあるのです。若いうちであれば、そうしたダメージを乗り越えることができるでしょうが、高齢になってくると、取り返しがつかないほど一気に弱ってしまうことがあります。

しかも、高齢の患者さんの場合、不調の原因がひとつだけ、というような人はほとんどいません。糖尿病で血圧も高めで、骨粗しょう症もあって軽い老人性うつの傾向もあるといった具合に、いくつもの不調を抱えている人が大半です。

そんな患者さんに、各臓器の専門医たちがよってたかっていろいろな治療を行い、薬を処方する。血圧を下げる薬を処方されたことで、脳に十分な血液がいかなくなり、頭がぼんやりとしてきたり、足元がふらついて転倒して骨折したり、といったことが起きかねません。

年を取ると、ただでさえ血管の壁は厚みや硬さが増してきて血流が滞りがちになります。そんな時に、血圧が正常値よりも高めだからといって降圧剤を飲んだりすると、血液内の酸素や栄養が全身に行き渡らなくなるリスクが高まってしまうのです。

あれもこれもと手を加えることで、身体が本来持っている免疫機能も混乱をきたし、ますます体力が低下してしまうおそれがあります。

大切なことは、血圧やコレステロール値を正常値に戻すことではありません。自分の身体がラクになるかどうかです。高齢者の血圧が高くなりやすいというのは、柔軟性を失って狭くなった血管に、十分な血液を流すための合理的な身体の反応であるとも言えるのです。

あえて治療しないという選択肢もある

私は老年医療の現場に長年携わってきましたので、高度な治療を受けたために、かえって身体がボロボロになり、闘病で苦しんだ末に亡くなっていく高齢者の方々を数多く目にしてきました。繰り返しになりますが、だからこそ高齢になったら、「病巣を根絶するため」ではなく、「自分がラクに暮らせるため」という視点で治療を選択すべきだと考えます。

私自身、2018年ごろに1カ月に5キロも体重が減少したことがありました。結果的には糖尿病だったわけですが、急に血糖値が上がったこともあって、当時はすい臓がんではないかと言われていろいろな検査を受けたりしたものです。

その時の私は、もしもすい臓がんだったとしても治療を受けるのはやめようと心に決めていました。すい臓は肝臓とともに「沈黙の臓器」と言われていますから、自覚症状が出たときにはかなり進行している可能性が高い。そして、余命2年なんて言われて厳しい治療生活に入ったら、残りの貴重な2年をすべて闘病に費やして過ごすしかなくなります。そうなったら好きな旅行も趣味の映画製作も叶いません。

しかし、もし何の治療もしなければ、最後の3カ月くらいは心身共にボロボロになっている可能性はあるものの、それまでの2年近くはそこそこの体力を保ったまま、映画を撮ったり旅行したり好きなものを食べたりしながらラクに過ごせるわけです。そうであれば、私は最後くらい好きなことをやりたい放題にやってから死にたいと考えました。

それが私の死生観です。

もちろん、それが正解だと言うつもりはさらさらありません。「がんと闘ってやる」「それが自分の生きるモチベーションになるし、心がラクになる」という方はしっかりと治療に挑戦するのが、きっとその人にとっての「正解」なのだと思います。

むしろ、正解なんていうものはないと考えたほうがいいでしょう。正解探しを続けているから、「これはダメなのではないか」「間違っているのではないか」と、いつまでも不安病から抜け出せないのです。

人生の終わりの瞬間になったとしても、それまでの生涯の選択が正解だったかどうか、本人にもわかりません。そうして、グラデーションのように生から死へと移行していき、命を終える。生き物はみんな、そうやって命をつないできたのです。人間だけが、「これは正解か不正解か」なんていう答えの出ないところでクヨクヨし続けて、いま現在の瞬間を生きているという幸せから目を背けているのかもしれません。

いまこの瞬間の自分の身体と心の声に耳を傾ける。それが生きることの基本だと思います。そのためにも、大切なのは医師の言いなりになるのではなく、自分にとって何がラクなのかということを基準に考える、ということです。

正解なんて誰にもわからないのですから、少なくとも自分の人生については自己決定が尊重されなくてはなりません。医師が手術、あるいは抗がん剤治療を熱心に勧めてきても、自分で納得がいかなければ、そのことをきちんと伝える。

そうすることで、こちらの思いに耳を傾けてくれる医師かどうかが見えてくるでしょう。「私の治療方針に従えないのならば、どうなっても知りませんよ」なんて脅すようなことを言ってくる医師は論外です。

いまの自分にとって、一番ラクなことは何か。その目線であらゆることを選択していくことさえできれば、結果はどうであれ、それが自分の「大往生」となるはずです。

年を取ったら医療は「結果オーライ」でいい

そういった意味では、ある程度の年齢になったならば、いわゆる標準的な医療ガイドラインにこだわる必要はないと思っています。

何十年もの間、就寝前に市販の頭痛薬を飲み続けている、という高齢の女性がいました。それを飲むと、なんとなくよく眠れる気がするのだそうです。しかし医者の立場から言うならば、睡眠の質という点において、その服薬には何の意味もないと思われます。意味がないどころか、依存性もありますし、そんなに長い期間、鎮痛剤を常用すべきではないと医者であれば言いたくなります。

ですが、その人が何十年も飲み続けていて、いま現在、本人に何か不快な症状が出ているわけでもない。胃腸の調子が悪いわけでもありません。そして、それを飲むことで気持ちが落ち着いてよく眠れる。そうであれば、本来は飲み続けるべき薬ではないけれども、本人が心地よく元気に安定して暮らせていると感じている以上、「結果オーライ」だという考え方もできるはずです。あくまでも優先すべきは、患者が日々心地よく暮らせているかどうか。そのことに寄り添える医師であるかどうか、というところを見極めたいものです。

とはいえ、医者と患者は相性の部分が大きいですから、誰にとっても「よい」医者なんていません。安心して要望を伝えられる医師、相談しやすい医者こそが、自分にとっての理想のかかりつけ医です。自分だけの名医に出会うために、さまざまな病院を渡り歩いてみるというのも悪くないと思います。

大事なのはトライ&エラーの精神です。何度でもエラーをしていいのです。いまの治療方針がなんとなくしっくりこなければ、別の方法を考えればいい。医療との向き合い方も、そんなふうに柔軟に考えてみれば、気持ちがだいぶラクになるはずです。

新薬を熱心に勧めてくる医師には要注意

医者によっては、患者の都合ではなく、自分の都合で別の薬に切り替えるよう勧めてくることがあるので要注意です。

自分の上司にあたる大学病院の教授が関わっている治験を通じて発表された新薬を、せっせと患者に勧めてくるような医師も少なくありません。大学病院という組織の厳然たるヒエラルキーの中で、医者も上司に忖度せざるを得ないのでしょう。

問題なのは、その新薬が患者にとって本当にいいものであるとは限らない、ということです。

高血圧治療薬のディオバンという新薬に関する大規模調査の論文において、製薬会社の社員がデータの改ざんに関わっていたことが発覚した「ディオバン事件」なるものをご記憶の方も多いでしょう。心血管合併症の発症が大幅に抑制されるという素晴らしい臨床試験の結果とともに大々的に宣伝されていたディオバンでしたが、改ざんせざるを得ないほど出てきたデータがひどく、さらに製薬会社であるノバルティスファーマ社の元社員が統計解析などにおいて不正操作を行っていたことが明るみに出たわけです。こうした製薬マネーと大学病院との関係についての問題は無視できませんが、たとえそんなデータ改ざんなどが行われることなく、副反応の少なさや有効性が治験で正しく確認されていたとしても、それらは半年あるいはもっと短い治験期間のデータでしかありません。

実際にその薬を5年、10年飲み続けても安全かどうかというデータは、その時点ではまだ存在していないわけです。それでもあえて新薬に切り替えるのは、既存の薬では副反応がつらいとか、思ったような効果が出ていないなど、患者さん側に何らかの事情がある場合に限るべきです。

ところが、いまの薬で十分に調子がよいという人にまで、新薬への切り替えを勧めてくる医師がいます。製薬会社としては、莫大な開発費をかけているわけですから、できるだけ多くの患者さんにその薬を使ってほしい。医局に研究費を落としてほしい大学病院側の思惑も絡んで、医師たちが新薬のキャンペーンの最前線に立ってしまうようなことが往々にして起きるのです。

いまの薬が合わないとか効果がないといったことがない限り、新薬への切り替えを医師から勧められても無理して変える必要はありません。あえてリスクを冒す必要などまったくないのです。

数値にこだわるのではなく心身の声を大切に

ラクして生きるための医療との距離感についてあれやこれやと書いてきましたが、つまりは、日本の医療の過度な「正常値主義」に振り回されず、大らかに構えることで心身ともにラクになりますよ、ということをまずはお伝えしたかったのです。

私たちの心身はうまくできていて、自分がラクしてストレスを溜《た》めず、陽気に生活していると、免疫細胞も活性化して免疫力が高く保たれます。

血圧に関しても、先述の通り、高齢者の場合は多少高めのほうが血流がよくなるので、頭がしゃっきりしてくると考えられます。その上、一昔前と違っていまは皆さんの栄養状態が非常によくなっていますから、血管も丈夫になっていて、血圧が２００㎜Hgを超えても破れることはまずありません。

確かに、昭和30～40年ごろはまだ栄養状態も悪く、１５０㎜Hg程度の血圧でも血管が破れることがありました。いまとは血管の強度がまったく違っていたのです。いまは血管が丈夫になって、その程度の血圧では破れることがなくなったにもかかわらず、いまだに１４０㎜Hgを超えると「高血圧」だと言われてしまい、食事の指導をされたり薬を処方されたりしてしまいます。

高齢になったら、たんぱく質をはじめとした栄養をしっかり摂《と》ることが何よりも重要です。血圧を下げてフラフラになるような薬を飲むよりも、「食事をちゃんと取って血管を丈夫に保ちましょう」というほうが、よほど理にかなっているのです。

高齢になるとコレステロール値が高くなりがちで、健康診断などでは注意されることの多い項目のひとつでしょうが、先ほども述べたように、コレステロールは免疫細胞の材料になります。コレステロールの著しい低下は免疫力の低下につながり、高齢者にとってよいことは何もありません。

そもそも、血圧や血糖値を正常値まで下げることが長寿につながるといった大規模な長期間比較の研究データは日本にひとつも存在していません。

患者と医者の関係にも「正解」なんてない

もっとも、これもあくまでも私の意見に過ぎません。

人によっては、動脈硬化がそれほど進行していなければ、血圧を下げる薬を服用してもそれほどふらつくことはないでしょう。

医者から飲めと言われたから飲むのではなく、飲んだら身体がラクになったかどうか、ということで判断すればいいのです。逆に、飲んだら頭がぼーっとして気力が低下したとか、ふらつくといった症状が出てきたのならば、服用をやめたい、薬を飲みたくないと医師に伝えてください。あなたのそうした違和感にきちんと耳を傾けてくれない医師であれば、さっさと見限って、もっとしっかり向き合ってくれる医師を探せばよいのです。

一方で、もしもあなたが自分であれこれ考えるのは苦手で、すべてを医師任せにしたほうが安心で気がラクだというのであれば、医師に丸投げしたって構いません。

患者と医者の関係も、何が正解ということはないからです。

あなたの心身の状態を一番わかっているのはあなた自身です。愛するパートナーや、優しい子どもたち、気心の知れた仲間たちであっても、あなたの心身の本当の痛みを知ることはできません。

「こんな治療、したくない！」

「こんな扱われ方をしたら嫌なの！」

「こんなことにお金を使いたい！」

「こんなふうに楽しみたい！」

もっと自分勝手に。今日という日がもっとラクに過ごせるよう、自分の気持ちを解放しましょう。きっと、自分にも他人にも優しい自分になれるはずです。そして、多くのことは取り越し苦労だったな、と気づくことでしょう。

第3章　身体の老いとうまくつきあう

「長生きしてすみません」という長寿社会の哀しみ

人は、いつかは何らかの形で死を迎えます。

交通事故かもしれないし、脳卒中で倒れるかもしれない。あるいは、誤嚥性《ごえんせい》肺炎が原因になるかもしれませんし、自然と老衰で亡くなるかもしれません。いずれにしても、私たちはいつかは死ななくてはいけないのです。

近年、どのように死を迎えるか、といった議論が盛んになっています。超少子高齢化が進み、出生する人よりも死亡する人のほうが多くなりました。人口は緩やかに減少し、間もなく、年間150万人以上が死ぬ、いわゆる「多死社会」が到来しようとしています。

100歳超の双子として一躍人気者になった、きんさんぎんさんのご長寿を、世の中みんなで「めでたい」とお祝いしていたのは1990年代のことでした。あれから20年以上が経ち、世の中の高齢者に対する空気は様変わりしたように感じます。右肩上がりに増加する社会保障費を、少なくなってきた現役世代が支えるという図式がことさら強調されて、長寿の高齢者は肩身の狭い思いをするようになってきました。

そんな社会の空気を反映しているのが2022年に公開された日本映画『PLAN75』（監督・早川千絵）でしょう。カンヌ国際映画祭の「ある視点」部門に選ばれたことでも話題になりました。

この映画は、75歳以上の高齢者は自ら死を選べるという法律が施行された架空の日本社会を描いて話題になりました。

炊き出しをやっている横で、携帯電話の販売コーナーのような明るい雰囲気で安らかな死を選択する制度「PLAN75」の申し込みブースが設置されている様子は、ぞくっとするようなリアリティにあふれています。「自分の終わり方は自分で決めたい」。ニコニコと笑顔で語る高齢女性のＰＲビデオは、まるで保険会社のコマーシャルのようです。

映画が公開されると、さまざまな世代が劇場に足を運んだようですが、やはり映画の主人公を務める倍賞千恵子さんに近い世代の方が多いように見受けました。こうした映画がある種の共感を呼んでしまうほどに、高齢者が生きづらい時代になってきたということでしょうか。もはや、現代の「楢山節考《ならやまぶしこう》」の世界を見ているようです。

「長生きしてすみません」。

これが、科学技術が進歩して人々の生活がますます便利で豊かなものになり、医療技術が発達して多くの病が治療可能なものになり、健康長寿を促進してきた社会がたどり着いた境地だとしたら、あまりに哀しいものではないでしょうか。

私たちは何かを置き去りにしたまま、ここまで突き進んできてしまったようです。

ゴダールの「自殺ほう助」による死が問いかけるもの

この映画とはまた少し異なりますが、2022年9月13日、ヌーベルバーグの巨匠と言われたフランス人映画監督のジャン＝リュック・ゴダールさんが、自殺ほう助によって亡くなったという衝撃の出来事がありました。ゴダールさんは91歳、自殺ほう助が合法的に認められているスイスで、自らの死を選んだのです。報道によると、彼は「身体の機能を失う複数の病気」に侵されていたということでした。

スイスで法的に自殺ほう助を認められるには、「耐え難いほどの苦痛がある」

「不治の病を患っている」「自己決定できる判断力がある」といったいくつかの条件があるようですが、ゴダールさんはその条件をクリアしたということで、かの地で人生を終えられました。

ちなみに、日本では法律による安楽死の定めはありませんが、安楽死と認められ、医師が罪に問われない要件を裁判の判例が示しています。医師の近藤誠先生が『最高の死に方』（宝島社新書）というご著書のなかでわかりやすくまとめておられます。

①耐えがたい、激しい肉体的苦痛に苦しんでいること
②死が避けられず、その死期が迫っていること
③肉体的苦痛を除去・緩和するために方法を尽くし、ほかに代替手段がないこと

④ 生命の短縮を承諾する、患者の明示の意思表示があること

多死社会の入り口に立った私たちは、いまや死に方についての深い議論が求められる時代に生きていると言えますが、その議論に入る前にもっと考えるべきことがあるのではないでしょうか。

やはり、私たちは何か大切なことを置き去りにしたまま、先へ先へと向かっているような気がしてならないのです。

「延命治療はやめましょう」に潜むご都合主義

すでに終末期医療の現場では、生死の選択を迫られるような状況が頻繁に起きています。人工呼吸器や胃ろうなど、いくつものチューブにつながれたいわゆる

〝スパゲティ症候群〟と呼ばれる状態になることを望まず、延命措置を拒否して尊厳死を選ぶという意思表示の「リビング・ウィル」を書き記しておく人が増えてきました。

治癒する見込みのない患者さんに対し、「これ以上の苦痛をもたらす治療は気の毒だ、だから延命治療はやめましょう」というようなことが尊厳死のもっともらしい理由づけになっています。

しかし、そんなのはきれいごとのご都合主義だ、と私は思います。

こんな状況になったときだけ、「本人のつらさに寄り添おう」というようなことを言い出す世の中が、あまりに偽善的に思えて腹が立つのです。

本当に本人のことを思うのであれば、もっと手前の段階、スパゲティ症候群の状態になる前の治療の段階から患者の自己決定を尊重し、よりよく生きられるような治療の実現のために力を尽くすべきではないでしょうか。

ところが、その手前の治療の現場では、患者の心身の健康をトータルに考えるのではなく、個別の臓器の数値を診るばかり。その結果、それぞれを正常値に戻すことには熱心ですが、患者個人の暮らしぶりや年齢、体力、人生をどのように生きたいと願っているかということにはほとんど無関心になっています。

患者が何歳だろうが、足元がふらついていようが、服薬管理をきちんとできないような状況であろうがなかろうが、血圧が高ければ平気で降圧剤を処方する。コレステロール値が高ければ、カロリーの高い食事を控えろと言う。メタボの判断基準となるBMIで肥満度をチェックして、体重が基準値を超えると減らすように指導する。

いまや当たり前のように行われているメタボ健診ですが、厚生労働省が義務づけを決めたのが2007年。その翌年から健診がスタートして、あっという間に「メタボ＝成人病予備軍＝不健康」というイメージが広まりました。

しかし、このメタボリックシンドロームの基準が、本当に中高年にとっての正しい健康指針となり元気な老後につながるのかというと、私ははなはだ懐疑的です。

メタボの判断基準であるBMIは、体重（kg）を身長（m）の二乗で割った数値で、「18・5～25」に収まるように指導されます。それを超えると肥満だとされるわけですが、世の中の数々の統計においては、実はBMIが基準値の25を少し超えた、やや肥満の体型の人が一番長生きであることが示されています。

アメリカで29年間にわたって行われた健康調査では、最も長生きだったのはBMI25～29・9の「太り気味」の人でした。18・5未満の「やせ型」の人の死亡率は、「太り気味」の人の2・5倍も高かったという結果が出ています。

日本でも、40歳時点での平均余命が最も長かったのはBMI25～30の「太り気味」の人で、最も短かったBMI18・4未満の「やせ型」の人と比較したところ、およそ7年も平均余命に差がついていた、という研究結果が存在します。

中高年にとって健康な老後のために気をつけるべきは、過度に「やせすぎない」ことであると言えます。さらに、その人が心地よく過ごせるようにフォローすることこそが医者の役割であって、ＢＭＩを基準値に戻すことではないのです。

ところが、医療の現場では、こうした当たり前のことが黙殺されています。

医者に従わない患者は「わがまま」なのか

そもそも、医療の現場において「本人の自己決定」がどれだけ尊重されているかということが、まず問われるべきでしょう。

多少太りすぎでも、いまの食生活が自分にとってはストレスが溜まらず、ほどよいバランスが取れているものだから変えたくない、という人もいるでしょう。

血圧が多少高くても、大好きなラーメンの食べ歩きはやめられない。それが自分の数少ない趣味のひとつなんだ、という人もいるでしょう。

それは本人の価値観であり、人生観です。ところが、毎年のように健康診断を受けさせて、医者は基準値よりも高いだの低いだのと言ってはステレオタイプな治療を行おうとする。それに従わないと、怠惰だわがままだと批判したり、どうなっても知りませんよと脅したりするような医者もいます。

がんが見つかれば、その人の体力や年齢などお構いなしに、胃や肺をごっそりと切除するようなケースも少なくありません。がん細胞と転移を防ぐための周辺臓器を除去できればいいという考え方で、その後に体力を落として寝たきりになるようなリスクを深く考慮していないのです。臓器からがん細胞を完全に取り除きたいということに執着するあまり、患者の予後に対する配慮が欠落しているとしか思えません。

患者たちの意思などそっちのけの健康寿命が脅かされるような治療が横行していながら、その結果としてスパゲティ症候群と呼ばれるような状態になった途端、「本人の尊厳を」「本人の意思に寄り添って」「こんな状態で生きながらえても気の毒だ」などと言う。

きれいごとを言うのもいい加減にしてほしいと思います。

そもそも、延命治療は本人が可哀想だと言ったところで、もはや当の本人は意識がないわけです。人工呼吸器などでかろうじて肉体が生かされている状態ですから、生かされようが、延命措置を中止しようが、本人がつらいとか満足だとか、そんなこととはもはや違う次元に置かれているのです。

肝心なのは、そこに至るまでの経緯です。自分できちんと自己決定した上での治療だったのかどうかこそ、問われるべきです。

薬の飲みすぎは害になる

気の毒だから延命治療はやめましょう、という意見は建前に過ぎないでしょう。本音としては、公的医療費が足りなくなりそうだからこういうところに余計な金を注ぎ込むことはできない、というところではないでしょうか。厚生労働省としては、医療費をできるだけ抑えたい。医療費がかさんでしまうから、意識がなくなったら延命措置はやめましょう、ということなのでしょう。それを、「本人が気の毒だ」などと、きれいごとの話にすり替えるべきではない。

医療費がかさんでいること、社会保障費の増大が、社会で支え切れないレベルにまでなるかもしれないこと。そういう現実があるのであれば、そこはきちんと説明し指針を示していくべきですし、無駄な医療費を抑えるのであれば、まずは、無駄に多い投薬や無謀ながん治療など、いまの医療ガイドラインを精査することから始めるべきではないでしょうか。

実際、薬の過剰投与は製薬会社を儲《もう》けさせ、医療費を押し上げるばかりで、高齢者の身体にとっては健康になるどころかダメージになることも少なくありません。

高齢になればなるほど、血圧を下げる降圧剤やコレステロール値を下げる薬、血糖値を下げる薬、尿漏れに悩むようになると膀胱《ぼうこう》収縮を抑える薬、眠りが浅くなってきたといっては睡眠導入剤など、飲む薬の種類が増えていきがちです。飲むというよりも、食べるようにして薬を日常的に摂取している状況で、高齢者が「薬漬け」になっていることはよく知られています。

こうした薬の過剰投与がむしろ高齢者の身体を蝕《むしば》んでいる、という可能性については これまでも指摘されてきました。薬の投与がなぜ、高齢者に時としてダメージを与えてしまうのでしょうか。

経口摂取した薬は、胃腸で徐々に吸収されていき、血中濃度が高まっていきます。その後、肝臓で分解されたり、腎臓から排泄《はいせつ》されたりして、濃度がだんだん下がっていくのですが、半減したところで次の薬を飲むと、また徐々に吸収されていきます。これを繰り返すことで血中濃度がほぼ一定に保たれることになるのです。

薬が排泄されたり分解されたりして半減する時間が8時間であれば、8時間おきに1日3回の服用になり、半減時間が12時間であれば朝晩2回の服用となるわけです。

しかし、年齢とともに肝臓や腎臓の働きが衰えてくるので、若いころであれば8時間もあれば半減していたものが、高齢者の場合はもっと時間がかかるようになります。

そういうことを考慮して、服用の間隔を少し長めにするとか、投薬の量を減らすといった配慮が必要になります。多すぎる薬はむしろ害になるのです。

実際、薬の量を減らすことで、寝たきりの高齢者が歩けるまでに回復したという医療現場からの報告もあります。

1990年代の初頭、「老人病院」（長期入院型の高齢者専門病院）で入院治療の定額制が実施されたことがありました。この制度はすでに廃止されていますが、入院患者にどれだけ投薬し点滴したとしても病院には定額しか支払われないというもので、病院側としては収益を確保するために投薬や点滴の量を減らしていく必要に迫られたのです。

それぞれの患者さんの数値の変化を見ながら徐々に薬の量を減らすという取り組みを進めた結果、3分の1まで薬の使用量を減らすことに成功したとある有名老人病院では、何人もの寝たきりの高齢者が歩けるまでに回復したということでした。薬の過剰投与が高齢者の健康を損なうことを示したわかりやすい例だと思います。

医療費の削減、社会保障費の削減などを掲げながら、薬の過剰投与は野放し状態というのは、どうにも納得し難いものです。

どのように生きたいか、という選択の自由

私が繰り返し主張しているのは、どのような治療をするにせよ、あるいはしないにせよ、やはり、「本人の自己決定」を尊重するべきだということです。

私自身、血圧が２００㎜Hgを超えることもしばしばですので、薬を服用して１７０㎜Hgくらいでコントロールするようにしています。しかし、それ以上に下げるつもりはありません。

糖尿病も患っているので、血糖値が跳ね上がることがありますが、できる限り薬には頼らないようにしています。朝起きた直後は600㎎／dℓなんていう日もあるので、300㎎／dℓを超えるとさすがに薬を飲みますが、それまでは基本的に飲みません。医者に説教をされることもありますが、積極的に歩くようにしていると、自分の中でインスリンが再び分泌されるようになるのか、血糖値が200〜300㎎／dℓで自然と落ち着いていきます。

医者からは、こんな数値なのに薬を飲まない、食事制限もしないなんてわがままだと説教されることもありますが、私としては、あまり薬に頼ってしまうと、なおさらインスリンの抵抗性が高まっていき（＝インスリンに対する感受性が低くなり、実際は分泌されていても、その効果が発揮されなくなっている状態）、すい臓もますますインスリンを分泌しなくなる悪循環に陥りそうな気がしているので、過剰な服薬は避けたいと思っています。

薬の過剰投与による弊害については先述しましたが、実際に、過度に薬を飲みすぎて頭がぼんやりしていることがあるとか、自己免疫力が極端に低下しているといった高齢者の方たちを目にする機会も多かったので、私自身はそうした治療はできる限り避けたい、それによって多少は寿命が短くなったとしても構わない、という気持ちでいます。

私の人生ですから、私が決めたい。その一言に尽きます。

本人の意思に基づいて尊厳死だの安楽死だのを進めていくのであれば、まだ自由に動けるころの治療においてこそ、本人がどのように生きたいのかということにまず目を向けるべきでしょう。

そんなに長生きしなくていいから好きな酒を飲ませてくれとか、たばこを吸いたいとか、薬を飲むと頭がぼんやりしてくるから飲みたくないなど、人生の終わりに向かうにあたって優先したいことは、人によってそれぞれ違うはずです。

「在宅介護」は「在宅看取り」とはまったくの別もの

このところ、「在宅看取り」が注目されています。人生の最期が目前に迫っている人に対して、病院で看取るのではなく、自宅でできるだけ自然な形で死を迎えさせてあげよう、という取り組みです。

これ自体は、悪くないことだと思います。

余命があと数カ月となった段階で、できるだけ本人らしく最期を迎えさせてあげるために、病院ではなく、ある程度自由のきく自宅で残りの日々を過ごすという選択肢はあるでしょう。家族も、半年や1年くらいの期限があれば頑張れるというものです。

とはいえ、老いた配偶者がひとりで在宅看取りをするというのであれば、短い期間であっても大きな負担になることが予想されますので、訪問看護や訪問介護などと組み合わせてしっかりとしたフォロー体制を整えることが重要です。

知り合いの父親のケースですが、80歳を目前にして胃がんを患い、大きく胃を切除したのち、一気に体力が低下しました。すい臓がんも疑われましたが、体力がないため検査することは見送られました。その後、肺機能の不調があり入院したところ、院内感染で肺炎を患いました。入院中はコロナ禍のために家族の面会も叶わず、時間や場所の感覚などが曖昧になって認知機能が低下し、あっという間に筋力もなくなり自力での歩行すら困難になりました。わずか1年ほどで急激に弱ってしまったのです。

その後、衰弱が進み、すい臓がんが進行していると思われる状態になりました。いったんは妻が自宅に連れて帰り、ケアマネージャーと相談して訪問介護や訪問看護を組み合わせ、在宅看取りを見据えた体制を整えたそうです。

その家は70代の妻と80代の夫の二人暮らしで、典型的な「老老介護」の状態でした。夫は衰弱が激しくかなり身体が細くなっておられましたが、70代の女性にとっては紙パンツの交換だけでも相当な重労働です。

介護ヘルパーさんに頼めばよいと思われるかもしれませんが、排泄のタイミングと訪問介護のタイミングなど、一致しない場合がほとんどです。結果、腰痛持ちの妻が腰痛ベルトを巻きながら夫の紙パンツ交換を頑張っていたそうです。しかし、夫が夜間にベッドからずり落ちてしまうことがあるため、妻は心配で満足に眠ることもできなくなり、1カ月ほどで心身に限界がきてしまいました。

このように、いくら訪問診療や訪問介護の体制を整えたとしても、在宅看取りは、同居家族の体力や精神力、エネルギーをかなり消耗させます。それでも、限られた時間だと思えば頑張って乗り越えられることもあるでしょうが、その数カ月でさえ心身が限界に達して家族が悲鳴をあげてしまうことは少なくありません。

その場合は、けっして無理をして頑張りすぎることなく、緩和ケア病棟への入院など、早めに対応することが肝心です。看取りの場合は、亡くなる本人へのケアと同様、あるいはそれ以上に、残される家族側への配慮が必要です。

こういった現実がある一方で、在宅看取りに紛れ込ませるような形で「在宅介護」を推し進める動きがこのところ顕著です。

しかし、在宅看取りと在宅介護はまったく別ものです。家族の負担の重さも期間の長さも、看取りと介護では根本的なところで違ってきます。ところが、その違いをあえて曖昧にして勘違いさせることで在宅介護へと誘導しようという風潮があります。介護の負担をできるだけ家族に背負わせたいという厚労省の思惑が透けて見えるようです。

介護は「無理なく」を第一優先する

「在宅での看取りがいい＝在宅での介護のほうがいい」と無条件に思い込んでいる人は少なくありません。「死ぬときは家がいい」と考えている人の中には、在宅看取りをイメージしていながら、実態としては在宅介護を求めている場合が多いように感じます。

看取りは、あくまでも死期が近づいている人に対して、できるだけ苦痛を減らす工夫をしつつ、家で最期の瞬間を迎えさせてあげようというものです。最期の瞬間が近い人で、なおかつ本人の意識もはっきりしているから、自宅での看取りにも意義があるわけです。すでに意識のない人にとっては、ベッドの場所が病院であろうが自宅であろうが、なんら違いはないでしょう。

一方、とくに死期を意識しているわけでもない高齢者が、「在宅看取りがいい」と口にするのは、実態としては「在宅介護をしてほしい」ということにほかならないわけです。その介護は、終末期の看取りと違って、終わりがいつくるのかなど誰にも予想がつきません。そして、90歳を超えるとおよそ6割が認知症を発症すると言われていますから、家族は、本人がさまざまなことを主体的に決断できなくなり、ここが自宅なのか、どこか見知らぬ場所なのかといったことがわからなくなったあとも、自宅でケアし続けることになります。

終末期ではない人が「在宅看取り」を希望したからといって、家族が「うちで看取るのが親孝行だ」なんて思っていると、のちのちかなり大きな負担になる可能性が高くなります。感情や世間の空気に流されるのではなく、慎重に自分たちにとって無理のない「介護」の形を一番に考えるべきでしょう。

その意味でも、「在宅看取り」と「在宅介護」の違いを曖昧にして、「在宅」へと誘導するような安易な流れは問題だと思っています。

もちろん、家族と本人が、その形こそ自分たちにとって無理のないベストな選択だと思っているのであれば、外野が口を挟むことではありません。しかし、そこに世間体だとか、見栄だとか、あるいは親としてのエゴなどが入り込んできて、そうしたものに振り回されるようになると、誰にとってもあまり幸せとは言えない状況になるので注意が必要です。

幸せではない在宅介護になりがちなのが、外面はよいのに妻には遠慮も何もなく、距離感ゼロで甘えてしまうタイプの高齢者男性です。外面がよいので、弱くなった自分や認知症の兆候が出てきてしまった自分をさらけ出したくない。だからデイサービスに通うのを嫌がるし、施設に入るのなんてもってのほか、となります。

そうやってどんどん内向きになって家の中に引きこもってしまうと、本人はよくても家族の負担は大変なことになります。

次の第4章では、自分の不調と向き合いつつ、家族や周囲の人との距離の取り方などについて私の思うところを書いていますので、参考にしてくだされぱと思います。

終末期も「ラクをする」が基本

人生を終えるにあたって、「立派な死」も「立派でない死」もありません。

尊厳死について熟慮を重ねていた人でも、死の間際になって、1時間でも1分でも長く生きていたいと急に思うかもしれません。「いざという時には救急車など呼ばないでくれ」と家族に言っていた人が、実際に発作を起こしたときは苦しくて苦しくて「早く救急車を呼んで!」と叫ぶかもしれないのです。

わからないことは、常に出たとこ勝負で考えるしかありません。わからないものはわからないのですから、私は「リビング・ウィル」を書いておこうとは思いません。死の間際まで、あがきまくるかもしれませんから。

一方で、耐えがたい苦痛がある、一刻も早くラクになりたい、というような状況におけるセデーションも選択肢から排除すべきではないと考えます。

セデーションとは「鎮静」のことです。終末期におけるセデーションとは、治癒する見込みのない病で苦痛が激しい患者に対して、苦しみを和らげるために「麻酔導入剤」を点滴して意識や感覚のレベルを下げていくというものです。

深い沈静が継続されるので、患者は目覚めることがありません。そして、こうしたセデーションを持続することで、多くの場合、セデーションを行わない場合よりも早くに命が尽きることになります。

苦痛は和らいだほうがいいのは誰にとっても同じでしょう。

ですから、意識レベルが低下して会話もできなくなり、最終的には寿命が短くなるとしても、いま現在の苦痛が耐えがたいからセデーションを選択したいという本人の希望は尊重されるべきだと思います。

ただ一方で、患者側の意思確認が明確でないまま、決まりきったプロトコルに乗っかった形で安易にセデーションが行われているといった指摘もあります。セデーションを実施する割合が、施設や医師によって大きく異なるという点も気になります。

先ほど参照した『最高の死に方』という本の中で近藤誠先生が指摘されていることですが、日本の複数の緩和ケア施設におけるセデーション実施の平均は、およそ15%だったものの、あるホスピスの論文では68%もの患者さんにセデーションを行っていたことが明らかになっています。

そのホスピスの論文によると、末期がん患者のうち、セデーションを行った理由として最も多かったのが「全身倦怠感」でした。以下、「呼吸困難」や「肝不全による不穏・興奮」などの理由が続きました。これらの症状は、本来は医療者が適切な対処をすれば和らげることができたはずだと近藤先生は指摘しています。

少しでも苦痛を和らげる方法が他にあるのであれば、安易に命を縮めるセデーションに走るべきではないだろう、という問題提起は重たいものです。

胃ろうは絶対悪なのか

ここでも、私は「患者本人の自己決定」が基本にあるべきだと考えます。医療側がまだやれる処置があるにもかかわらず、安易にセデーションを家族に勧めるべきではないでしょう。家族は、「ご本人もつらそうですから、麻酔導入剤で意識レベルを落としてあげてはどうでしょう」と医師から勧められれば、それが本人のためだと思ってしまいます。医者と家族では医学知識の圧倒的な格差があるわけですから、医療者側は丁寧にそれぞれの選択肢を示して、患者および家族に考える機会をきちんと提供すべきでしょう。

痛みがラクになったなら、もう少し家族と言葉を交わす時間を過ごしていたいと思えるかもしれません。最後に、一口でいいからワインで唇を湿らせたい、といった希望を叶えることもできるかもしれません。

人生最後の一瞬まで、自分の希望が尊重されること。これも「大往生」のひとつの形だと言えるでしょう。

その意味で、スパゲティ症候群の入り口として「過剰な延命治療」のシンボルのようなイメージで語られがちな胃ろうですが、これも選択肢としては大いにあり得る治療だと私は思っています。

実際、口から栄養を摂れなくなった人が、胃ろうによって栄養状態を確保することで、みるみるうちに肌ツヤがよくなり体力が回復していくことがあります。誤嚥性肺炎のリスクもなく非常に効果が高いのです。

一方の病院側にしてみれば、単に胃から栄養を流し込むというシンプルな処置で治療行為とも言えないようなものですし、胃ろうをすることで場合によっては寿命が一気に10年近く延びる場合もあることから、敬遠しがちになるようです。

しかし、「治療は誰のものか」という基本に立ち返りましょう。「口から食べられなくなってまで胃ろうによって生かされるのは不幸だ」などという世間の風潮に流されず、1日でも長く生きたいという意志があるなら、それを貫いてください。

誰もが自己決定を尊重されるような終末期が実現すれば、いずれの死の形もそれぞれの「大往生」になるのです。

第4章　心の老いとうまくつきあう

前頭葉の萎縮は40代から始まる

この章では、自分の心との向き合い方について考えていきましょう。というのも、肉体の老化よりも心の老化の方が、高齢者の晩年をつらく厳しいものにしてしまうことが多いからです。

人は年を重ねるにつれて徐々に頭が固くなります。個人差はありますが、どんな人も中高年に差し掛かると前頭葉が萎縮してくるからです。

前頭葉の萎縮は40歳くらいから始まります。それによって「想起障害」が起こりやすくなります。想起障害とは、すでに脳に書き込まれている情報を、適切に取り出せなくなるというものです。

「ほら、最近亡くなった俳優さん、名前なんだっけ。喉元まで出てきているんだけどな」。あるいは、「ほら、あの時のあれ、あそこに行ったときの……」といった具合に、情報を適切に記憶の中から取り出せないことが増えてくるのです。皆さんも思い当たる節があるのではないでしょうか。

こうなってきたときに「自分は認知症では？」と不安になり、物忘れ外来などを受診する中高年が増えているようです。しかし多くの場合、それは想起障害であって、新しく記憶することができなくなる「記銘力障害」とは異なります。

認知症の場合は、記銘力障害が主な症状のひとつとして表れてきますので、そもそも、新しい経験が記憶できません。脳の中に情報として書き込まれないので、「先週、一緒に出かけた件だけど」などと言われても、その出来事自体が脳に刻まれていないので、いくら説明を聞かされても何も思い出すことができません。だんだん症状が進んでくると、今朝ご飯を食べたことも記憶されず、満腹中枢の機能も低下してくるので、何度も「ご飯はまだ？」と言うようになってきます。

これは仕方のないことなのです。

もっとも、80歳を超えれば3分の1くらいの人に認知症の症状が出てくるのですから、「病」のように深刻に捉える必要はないと考えます。老眼が進んだり、難聴が進んだりするのと同様に、老化に伴う自然現象のひとつとして、そのこと自体を素直に受け入れ、できるだけ本人も周囲も不便にならないような工夫をする、という方向に気持ちを切り替えていくのがいいでしょう。

ご家族はくれぐれも、「何度も同じことを聞かないで」とか「さっきも言ったでしょう、しっかりしてよ」なんて叱責をしないでください。本人の気力や頑張りでどうにかなるものではないのです。もちろん、近くにいる家族の負担は大きいでしょうから、できる限り介護サービスを利用して外部の関わりを増やしていくことをお勧めします。

年を取ったら誰もが、そんなふうに心身の感覚がぼんやりとしてくるものなのだと思って、人生の先輩の背中から心構えなどを学ばせてもらうという気持ちでいるのがよいでしょう。そうすれば、認知症は怖いことでも不幸なことでもなさそうだ、ということに気づくと思います。

人生経験を重ねることで起きる、心の老化

人生経験を重ねていくに従い、周囲の出来事に対するみずみずしい関心や感動が薄れていくことで、心の老化が進行していく場合もあります。これは認知症とは異なる変化です。

脳研究者の池谷裕二さんが指摘しているように、人間は老いていても若くても、自分が興味のないことはすぐに忘れてしまいます。脳の老化とは関係なく、まったく関心が持てない事柄については、時間が経つにつれてあっという間に忘却して

しまうのだそうです。

逆に言うと、自分が常にワクワクするような好奇心を持って、新しい出会いや出来事に感動したり楽しんだりできれば、それは記憶に刻まれやすいということです。

ところが、年を取るにつれて、さまざまな音楽を聴いても、どんな映画を観ても、料理を食べても、会話を交わしていても、どこか既視感のあるものが増えていきます。そうすると、心が動かなくなりがちです。

若い人たちが夢中になっている話題の映画を観ても、薄っぺらく感じて何の感動もない。おいしいと評判のレストランに行っても、見せかけのラグジュアリー感に興醒めしてしまってさほどおいしいとも思えない。若手のお笑い芸人の出てくるテレビ番組を見ていても、底が浅く感じてうんざりしてしまう。

それも無理はありません。経験が増えれば増えるほど、かつて見聞きしたようなことや見かけ倒しのように思えるものが増えていきます。人生を長く生きるということは、そういうことなのかもしれません。

認知症よりもつらい老人性うつ

しかし、こういった状態が長く続くようになると要注意です。

何も楽しくない。食事も味がしない。心がひとつも動かない。やがて外出するのも億劫《おっくう》になり、身だしなみに気を使うのも面倒になり、お風呂にも入らなくなってくる――。あらゆることがネガティブに感じられて気力がなくなり、物忘れや不眠などの症状も出てきます。

この状態はとても危険です。老人性うつの可能性が非常に高いからです。加齢に伴う男性ホルモンの減少も、意欲や興味の低下につながるため、こうした変化を加速させます。

老人性うつは大変つらく苦しい病気です。

認知症は、悔しいとか悲しいとか虚しいといった感覚も含めて、さまざまなことを「感じにくくなる」ことが多いので、ある程度進行すれば、本人の心の中は非常に穏やかになっていきます。

一方で、老人性うつはその真逆です。作家の森村誠一さんは、ご自身が老人性うつを発症された苦しいときのことを「暗いトンネル」と表現していました。まさしく出口の見えない暗いトンネルに迷い込んだような苦しい状態なのです。生きていてもちっとも楽しくなく、苦痛で虚しい時間を積み重ねているだけ。ぼんやりしつつも多幸感が増していく認知症とは正反対です。

日本の年間の自殺者は現在2万人超。およそ4割が高齢者です。高齢者の自殺は健康問題に悩んでいた人が多く、うつ病が関連していた人も少なくないと考えられています。

人生の終わりに向かって、さまざまなしがらみや制約から自由になって、気ままに過ごせるはずの老後を苦しいものに変えてしまう老人性うつ。幸せホルモンとも呼ばれる神経伝達物質のセロトニンの分泌が減少してくることも、老人性うつを発症する原因のひとつだと考えられています。

不調がうつ病のせいだと気づかず、頭痛や耳鳴りなどの個別の症状だけに意識が向けられて、対症療法的な薬を飲んでいたり、自分の頑張りが足りないのだ、もっとしっかりしなくては、とさらに自分を追い込んでしまったりする人は少なくありません。

老人性うつは、認知症と違って適切に治療すれば症状は改善します。

高齢のご家族やご友人が、落ち込んで無気力になり、ぼーっとしているなどの症状が出ていると気づいたら、早めに心療内科や精神科などへつないであげてほしいと思います。

ほどほどのストレスで心身が元気になる

年を重ねるにつれて、新しい世界との出会いにあふれていた若いころのような刺激的な感動が減っていったとしても、人との関わりの機微が見えてきたり、若いころには気づかなかった本や映画などの世界観の奥深さなどを知ったりするものです。

感性がすり減ったかのように日々がマンネリで味気なく感じるというのであれば、ルーティンを繰り返すだけの毎日で脳への刺激が足りなくなっているのかもしれません。思い切って少し新しいことにチャレンジしてみると、脳が活性化されて、気持ちにも張りが出てくるのではないでしょうか。

生涯学習の講座に参加してみる、シルバーボランティアに登録してみる、子ども食堂などの地域活動に参加してみる。慣れないことを始めるのは、少し勇気が必要かもしれませんし、ストレスに感じることも増えるかもしれません。

しかし不思議なもので、人間はストレスがゼロの状態だと、免疫細胞が働かず、かえって身体の調子を崩しやすくなるということがあります。まったくのストレスフリー、波風の立たない状態では、免疫細胞も戦う相手が存在しないために反応が鈍くなってしまうようです。逆に、多少のストレスで負荷がかかったほうが、よし頑張ってみるか、なんとか乗り越えてみようか、といったアクティブな体内の反応が引き出されます。

高齢者の中には、問題がないにもかかわらず、自分の不調をしきりに訴える人がいます。昼間もウトウトしているので全体的な睡眠時間は足りているはずなのに、夜に熟睡した実感がないというだけで「不眠だ」と訴えたり、便通がちょっと乱れただけで「お腹の調子が悪い」と不安になったりする。意識を向ける対象が自分自身以外にないので、大したことがない場合でも、体調不良ではないかと気になってしまうのです。

現役時代、仕事や子育てに忙しい日々を過ごしていたときは、自分自身にそれほど構っていられませんから、多少の不調も免疫の力を借りてなんとかやりくりできていたのですが、老後は時間に余裕ができてストレスや刺激も少なくなるため、意識が自分に向きすぎてしまう。その結果、ちょっとしたことでも気になって仕方がなくなるのです。

高齢者の不眠の多くは、実際に眠れていないのではなく、「寝なくちゃいけない」という思い込みによるものです。昼間に少しは身体を動かすなどして疲れなければ、夜にぐっすりと眠れるわけがありません。意識を自分以外のところに向ける時間が必要です。

とはいえ、過度なストレスがかかるほど頑張りすぎるのは禁物です。免疫学の専門家である奥村康先生からお聞きしたのですが、逃げようのない強いストレスにさらされすぎると、人間の免疫力はあっという間に落ちてしまうそうです。

たとえば、学生にとっては避けられない試験のストレス。つまり、受験生は気をつけないとストレスを溜め込みすぎて風邪をひきやすい状態になってしまうのです。

高齢者にとっては、心身が衰えて少しずつできないことが増えていく、という現実に向き合うストレスなどがそれに当たるでしょう。そこでは無理やり立ち向かおうとするのではなく、気分転換などを挟みながら違った方向に意識を向けることが大切です。

そうした意味でも、ルーティンになってしまった日々にささやかな刺激を与える程度の、ちょっとしたチャレンジくらいがちょうどいいのです。

「ただ春の夜の夢の如し」の精神で生きよう

ささやかなストレスを刺激に変えて日々を楽しめるようになるためには、その人が自分自身の変化を前向きに受け止められるかどうかが鍵になってきます。

前頭葉が萎縮してくると、新しいこと、予想外の変化に対応することがだんだん億劫になってくるものですが、その上で、変化を恐れずに新しい状況にも適応していこうという心意気が非常に重要になります。

琵琶《びわ》法師による『平家物語』では、「祇園精舎《ぎおんしょうじゃ》の鐘の声　諸行無常の響きあり」と、没落してゆく平家のはかなさが書き記されています。あらゆる物事は無常です。変わらないものなどありません。どんなに栄えた一族であっても「ただ春の夜の夢の如《ごと》し」、いつかは衰えていくものなのです。はるかな昔から、人間はそうやって浮かんでは沈み、泡のように生まれては消えていきました。いまあるものは常に変化し続け、移り変わっていくということです。

世界情勢だろうと私たちの日常生活だろうと、いま常識とされていることが必ずしもずっと通用するとは限りません。日米の安保体制は不変だなどと思っていたら、世界の外交の潮流からあっという間に置き去りにされるでしょう。

思えば、世界各地をインターネットでつないだオンライン会議やオンラインイベントなども、新型コロナウイルスが蔓延《まんえん》する前までは、一部の人たちが活用していたに過ぎませんでした。しかし必要に迫られたことで、わずか2年ほどの間に多くの人にとって当たり前のツールとなりました。少し前までは、飛行機を乗り継いで渡航していたような国々との会議であっても、いまや自宅のパソコンの前に座ったまま、リアルタイムでお互いの情報を共有するのが日常風景となりました。世界規模でのネットインフラがあっという間に整ったのです。

同様の変化がさまざまな場面で起きています。かつては本人の工夫や努力に委ねられていたようなことが、いまやＡＩの力を借りることで簡単に実現できるようになりました。

こうした変化に順応できず、新たな技術の活用を頑《かたく》なに拒否すると、根性で乗り切るしかなくなります。しかし、現実には根性ではどうにもならないことがほとんどです。

一方で、前頭葉が萎縮してくると変化が大きなストレスとなり、固定観念に縛られやすくなります。社会基盤の大きな変化や、価値観の大転換などに頭が対応しきれず、不安を抱え込んでしまうのも無理もないことです。

２００３年に世界で公開された『グッバイ・レーニン！』というドイツ映画では、東西ドイツの統一前夜を舞台に、東ドイツに住んでいた家族の姿が描かれました。東ドイツの体制に心酔していた母親は、ある日、反政府デモに参加する息子の姿を目にしてショックのあまり心臓発作を起こして倒れます。数カ月後、彼女が目を覚ましたとき、東側の体制はすでに崩壊、ベルリンの壁も崩れていました。「母親の心臓はこれ以上のショックには耐えられない」と医師から告げられた子どもたちが、母の命を守るべく、東ドイツの体制は何ひとつ変わっておらず東西は依然として2つに分裂したままだと本人に思わせるため、辻褄《つじつま》合わせに奔走する、という物語です。

多くの高齢者にとって、住み慣れた街が大きく変貌してしまうこと、社会の秩序が大きく変わってしまうこと、社会の基盤が揺らぎ価値観が大きく変わることは、若い人たちとは比べものにならないほどの大きなストレスになるということです。

ですから、ＩＴの技術革新がもたらした生活の大きな変化や、コロナ禍によってオンライン化が一気に進んだ社会インフラなどに戸惑いを覚える人の気持ちはよくわかります。しかし、できる限り変化に適応していったほうが、高齢者としてこれからの時代を生き抜くにあたっては格段にラクができるはずです。

そもそも、ITはこちら側に使いこなすスキルが必要でしたが、これからの時代はAIがますます普及していきます。AIは文字通り人工知能ですから、自分の代わりに思考してくれます。つまり、何か新しいことを覚えねばと不安になる必要なんてないということ。AIに思い切って委ねてしまえばいいのです。

そんなものに頼ったら、ますます認知症になりそうで心配？　いえいえ、ラクに物事ができるとなれば心の不安が軽くなりますから、その分、もっと人生を楽しもうという元気が出てくるはずです。

ラクをするために新技術はとことん活用

このところ、高齢者の運転する車が交通事故を起こすたびに、「一定の年齢になったら免許を自主返納すべきだ」という主張が繰り返し湧き上がっています。

しかし、冷静に考えてみましょう。もう間もなく自動運転が当たり前になる時代がやってくるのです。自動運転であれば、運転席に座る人がペーパードライバーだろうが高齢ドライバーだろうが関係ありません。そうなれば、高齢ドライバーも肩身の狭い思いをすることなく、堂々と車に乗って外出できるようになるでしょう。

「自動運転だなんて、信用できない」「自分で運転しないと車に乗った気がしない」というような拒否反応は当然出てくるでしょう。

しかし、マニュアル車が一般的だった時代にオートマ車が出てきた当初も、「まるでゴーカートみたいだ」とか「ギアチェンジできないなんてつまらない」などという声は少なくありませんでした。でも、実際に運転してみるとオートマ車があまりにラクなものですから、あっという間に普及しました。いまや、マニュアル車を運転できないという人もまったく珍しくはありません。

ＡＩが普及することで、誰もが手軽に技術を利用できるようになる。それによって、ラクに外出できる機会が広がっていく。そのうち、介護などの分野にもＡＩの技術が導入されて、重労働だった入浴や紙パンツ交換などをロボットにお任せできる時代が来るかもしれません。

こうした技術は、年齢を問わずどんどん活用していきたいものです。自分がラクをするためであるのはもちろんのこと、うまく活用すれば、身体が多少衰えたとしても、行動できる範囲、活動できる分野がこれまでよりも広がっていくはずだからです。

ところが、高齢者の中には、かつて自分が苦労した体験をある種の美談にしてしまい、「俺が若いころはカーナビなんてなかった。だから地図が全部頭の中に入っていたもんだ。いまの若いやつはカーナビなんかに頼るから自分で覚えなくなる。情けない」といった具合に、新しい技術を活用することに対し、まるで「ずる」であるかのように批判する人がいます。

カーナビに頼りきりになってしまうと、地図をきちんと読めない人が増えていくとか、ＡＩ頼みの暮らしになると、停電時に社会活動が停止してしまうといった指摘もあり、それぞれもっともな意見です。

そうであれば、いざという時に備えて水を備蓄しておくとか、ろうそくや懐中電灯を買っておくといったアナログな備えをしておくことも無駄ではないでしょう。

新しい技術に頼ることで、身体を動かすことで得られる達成感や、手仕事などのやりがいといった、アナログな作業の豊かさまでがすっかり損なわれるわけではありません。街づくりや地域ボランティア活動など、アナログな人と人とのつながりは、これからもますます大切なものになっていくでしょう。

そうしたかけがえのない時間を確保するためにも、新しい技術を使うことでラクができるのであれば、そうした技術はどんどん取り入れて、ぜひラクをしてください。そこに罪悪感を抱く必要などないのです。

老いによる変化をさっさと受け入れてしまおう

社会の変化を受け入れるのと同時に、自分自身の老いによる変化も受け入れることが大切です。変化していく自分自身の老いを、受け入れるべき時期に受け入れる。第一線で活躍していたころの自分の姿を忘れがたい気持ちもわかるのですが、そこが基準になっている限り、昔の自分と同じことができなくなってきた現実の自分とのギャップに苦しみ、焦りと不安でいっぱいになってしまいます。

老いによる変化を、適切なタイミングで受け入れることで、気分はかなりラクになります。

もちろん、60代くらいで早々と、あれもできないこれもできないと手放す必要はありません。自分の生活リズムのつくり方、好奇心の保ち方など、老いに多少は抗《あらが》ったほうが元気でいられる時期というのはあります。いま、仕事をしている人は、70歳を超えても80歳になっても可能な限り働き続けたほうがいいでしょう。

老いには個人差があることも事実です。

90歳まで現役のアスリートとして活躍している人もいれば、早い時期に脳梗塞などで身体が不自由になったり、70代で認知機能が著しく低下してきてしまったりする人もいます。個人によって、自分の老いによる変化を受け入れるべきタイミングは違います。

精神科医としてたくさんの高齢者を診てきましたが、早めに自分の老いを受け入れた人のほうが、それ以降、穏やかで心地よい老後を過ごしているケースが多いように感じます。逆に、要介護認定を受けることを頑なに拒み、「まだ大丈夫」「まだ頑張れる」と、自分の心身の変化に向き合うことを拒否している人は、総じてあまり幸せそうには見えません。

人間は誰しも加齢とともに弱ってきます。弱ってきたら社会のサポートに頼るのはごく当たり前のことです。

自分の足腰に少しでも不安が出てきたら、早めに地域包括センターに相談して要介護認定を申請してみる。要介護には至らなかったとしても、要支援が認定されれば、転倒予防の手すりを自宅に備え付けるための費用が出たり、介護予防のために通所リハビリやデイサービスに通ったりすることもできます。

早めに老い支度を始めておけば、心の準備ができ不安が軽減されます。不安が減ると、ストレスが減るので免疫細胞も活性化します。通い始めたデイサービスなどで新たな知り合いをつくって世界を広げていき、いきいきと過ごしていたら若返ってきたようだ、という人も少なくありません。

老後は人生の〝ご褒美タイム〟

俳優の火野正平さんが日本全国を自転車で巡るNHKBSプレミアムの人気番組があります。番組タイトルは『にっぽん縦断 こころ旅』ですが、キャッチコピーが「人生下り坂最高！」と実に秀逸です。年を重ねた火野さんが、ペダルを漕《こ》いで日本各地の人々と出会っていく気負いのない姿が、多くの中高年の共感を呼んでいます。

下り坂は、自転車を必死で漕がなくても前にすいすいと進んでいきますから、まさしく「最高」です。人生の下り坂も同じです。これまで頑張って登ってきた人生の〝ご褒美タイム〟ですから、力まずに自然と坂道を下っていけばいいのです。

火野さんも道中、好きな昆虫や動物を見つけると時間を忘れてたわむれています。息が上がって苦しくなれば、自転車を止めて休みます。無理をしません。お昼ご飯の時にクリームソーダを幸せそうに飲んだり、パスタにタバスコをかけすぎてむせたり、食後にたばこで一服する姿など、すべてが自然体です。楽しげに坂道を下っていくのです。

ところが、自分の老いを認めようとしない人は、デイサービスの迎えの車が家の前に止まったら近所にどう思われるかとか、年寄り扱いされたくないといった余計なプライドが邪魔をして、変化を受け入れるタイミングを逸してしまいがちです。

排泄コントロールに少しでも不安を覚えたら、意地を張らずに素直に紙パンツのお世話になりましょう。「失敗したらどうしよう」という不安が消えて、行動範囲がぐっと広がるはずです。耳が聞こえづらくなっても、いまは小さくて性能のいい補聴器がたくさんあります。足腰に不安を感じるようになったら、杖を持つようにすれば足元が安定します。老眼が出てきたら、さっさと老眼鏡を手に取りましょう。

会話がよく聞こえていないのに、とりあえずニコニコと愛想笑いでその場を取りつくろったりしていると、話が噛《か》み合わなくなってくるし、人と会うのが億劫になってきてしまいます。老眼や難聴などを放置している人は、外部から入ってくる情報が少なくなって認知機能が低下しやすいとも言われています。老いを隠そうとせずに、「人生下り坂最高！」という気持ちで便利なグッズを使い倒しましょう。

家族や友人ともちょうどいい距離を保つ

老いてくると、人間関係においてもさまざまな変化が生じてきます。気弱になる。あるいは頑固になる。こうした気持ちの変化が、人間関係に与える影響は小さくありません。高齢になった途端、妙に弱気になってしまい、何でも子どもの言いなりになってしまう高齢者がいます。

自分の子どもなどから「コロナウイルスに感染したらどうするんだ」と注意されて、外出もままならなくなったという高齢者の話をよく聞きました。友人との旅行を楽しみにしていたのに、「こんな時期に旅行なんて、周りにどう思われるかわからない。やめてちょうだい」と言われて、泣く泣く旅行をキャンセルしたという人もいます。

子どもたちはいいでしょう。まだまだ先は長いのですから、コロナが収束したのちに好きなだけ旅行に行けばいい。しかし、高齢の親は年々体力が低下していくわけですから、いつ何時、遠出できなくなってしまうような状態になるかわかりません。もしかしたら、いま出かけようとしている旅行が、人生最後の旅となってしまうかもしれないのです。

家族だからといって、そうした機会を強引に奪ってしまってよいものでしょうか。確かに、外出先で倒れたり寝たきりになったりしたら、多くの場合、面倒を見るのは家族でしょう。だからこそ、できる限りのリスクを避けさせるのが当たり前だと考えるべきなのでしょうか。

その考え方だと、家族の手を煩わせないことが最優先になってしまって、親が自分の人生を楽しむことは二の次ということになる。「何かあったらこっちが困るんだよ」と子どもに言われてしまうと、親のほうも「確かにそうだ」と従うほかなくなってしまいます。

しかし、前の章でも述べましたが、在宅での看取りと在宅介護とを一緒くたにして考えている人が多すぎます。子どもに迷惑をかけたくないと口では言いながら、在宅で老いていきたいという発想を持っている人も少なくないのです。「在宅」にこだわり続ける限り、家族に依存するしかなくなります。そんな状況下で家族に「危ないからやめろ」「大人しく家にいろ」と言われたら、本人はなかなか拒否できません。

そんな、一種の依存関係が、果たして居心地がよいものかどうか、私は甚だ疑問です。子どもに遠慮して言いたいことも言えず、やりたいこともやれなくなるくらいであれば、思い切って子どもと距離を置いてみてはどうでしょうか。

もしも在宅での暮らしが心もとなくなってきたら、子どもに依存せずとも施設への住み替えを検討することができます。いまは、自立型の軽費老人ホームや住宅型有料老人ホームなど、さまざまなスタイルの高齢者施設が存在します。自立心旺盛な高齢者がたくさん暮らしている施設も多く、新しい友人関係が広がり、子どもや孫たちといった若い世代に気兼ねしながら暮らすよりも、よほど伸び伸びと楽しい生活が送れるかもしれません。

夫婦円満の秘訣も「自立」にあり

また、老後は夫婦にも適度な距離があったほうがいいでしょう。「濡れ落ち葉」という言葉があるように、妻にひどく依存する高齢男性は少なくないのですが、そうした非対称な関係は、双方にとって心地よいものではありません。

女性は更年期以降、男性ホルモンの分泌が増えることがあり、アクティブになっていく傾向にあります。一方の男性は、現役を引退したら一気に気力が低下し、家に引きこもって妻にやたらと依存するようになりがちです。

そういう人に限って、老いた自分の姿を他人には見せたくないと、デイサービスなどを利用することにも消極的だったりします。「自分の世話は妻が焼いて当たり前」と考えたり、ますます頑固になって、妻に当たり散らしたりする人もいます。こうなってしまうと、元気に外で動き回りたい妻にとって、夫の存在は重荷に感じられてしまいます。

老後を迎え、せっかく夫婦それぞれが自分の時間を自由に使えるようになったのですから、夫もできるだけ妻から自立したほうが夫婦関係は円満に持続するでしょう。

とはいえ、誰もが元気に外に出て行ってアクティブに過ごしたほうがいい、と言うつもりはありません。それぞれ、心地よい過ごし方は違っていて当たり前です。

前にも述べたように、基本とすべきは自分軸です。

大事なのは他人に依存せず、自己完結できる世界を持っておくことです。パンづくりなど、周囲にも喜んでもらえそうな趣味もいいでしょうし、家族などの協力を得つつ最後まできちんと世話ができる環境があるのならば、ペットを飼うのもいいでしょう。

いずれにしても、要介護や要支援の認定が取れそうな状態であれば、迷わず申し込んで、地元のケアマネージャーさんとつながり、デイサービスなどの利用を早めにスタートすることをお勧めします。そうしたネットワークを早めに構築しておくと、さまざまな情報が自然と入ってくるからです。

どんな選択をするにせよ、老いを受け入れる。そして、老いに伴う変化を受け入れる。まずはそこから始めましょう。

「老いのエリート主義」に翻弄されるのはバカバカしい

「自分は何の助けもいらない」「まだまだ現役並みに頑張れる」と頑なに言い張る人は、自分の老いの変化を受け入れられないだけでなく、他人の老化に対しても辛辣になりがちです。

知り合いに認知症の兆しが見えてくると「あの人もついにきちゃったみたいだね」とか、「ああいうふうにはなりたくないよ」と心ない言葉を口にしたりします。排泄コントロールが難しくなってきた人がいると「あの人の後にトイレに入りたくないのよ」なんていうデリカシーのないことを平気で他人に話したりする。

自分自身に余裕がないので、他人に対しても余裕のある対応ができません。

老いのとば口に立っているということを直視したくないので、自分はまだ大丈夫だとアピールしようとする側面もあるのかもしれません。そのため、他人の老化現象に対して非常に手厳しくなるのです。

そこにあるのは、「老いのエリート主義」です。これには気をつけなければいけません。

「80歳の壁」を軽々と乗り越えたスーパー高齢者はかっこいい、現役で頑張っているお年寄りはすごい、などと元気な高齢者をあまりにもてはやしすぎると、いつまでも若々しい高齢者は立派で、年相応に老いた高齢者はダメ、といったような差別意識につながりかねません。

「ペンを握ったまま死にたい」と仰っていた、作家で僧侶の瀬戸内寂聴さんは、2021年に99歳の生涯を閉じました。ご本人が望んでいた通り、亡くなる直前まで連載を抱え、ペンを置くことはありませんでした。まさに「大往生」と呼ぶにふさわしい、いかにも瀬戸内さんらしい人生の終わり方だったと思います。

しかし、誰もが瀬戸内寂聴さんのようになれるわけではありません。

いわゆる「立派」な死に際を「これぞ大往生だ」ともてはやしすぎることで、「老い方格差」を生み出しかねない風潮には注意が必要です。

誰もが自分だけの「老い」の形を迎えます。少し早い人もいれば遅い人もいる。認知機能から衰える人もいれば、内臓の不具合が頻発するようになる人もいるし、背骨などの骨格からもろくなる人もいる。

どんな形が正解で、どんな形が不正解ということはないのです。

第5章　最高の生き方と最高の死に方

他人との比較なんてナンセンス

大切なことなので改めて書きますが、人の生き死にに「正解」も「不正解」もありません。

誰もが瀬戸内寂聴さん、あるいは100歳を超えても現役の医師として医療に関われた日野原重明さんのような老後を過ごせるわけではありませんし、生涯現役といった理想像だけがひとり歩きするのは、当のご本人たちも望んではいなかったことでしょう。

人よりも老化のスピードが遅ければ「よい老後」なのか。周囲の人たちよりも早くに老け込んでしまったら「不幸」なのか。

先日、ある雑誌の対談で、養老孟司さんが、他人との比較が最大のストレスになると話しておられたのですが、まさにその通りだと思いました。ひとりで「いのちの電話」ならぬ「いのっちの電話」なるものを掲げて、死にたいという人の電話相談に乗ってきた坂口恭平さんは、死にたくなるほどのストレスの根本にあるのは「他人が自分をどう思っているか」という自意識だと言っていたそうです。非常に鋭い指摘だと思います。

その人が亡くなるまでの軌跡が「大往生」であったかどうか、他人が評価するものではありません。ところが、人間というのは何歳になっても周囲からの評価が気になって仕方がない。そして、その評価次第では、死にたくなるほどのストレスを抱えてしまうのです。

日本はとくに、他人の目を極度に気にしがちな社会です。もっと言えば、他人の目の「奴隷」のようになっています。それぞれが異なる価値観を持っているのだ、という心の距離感を取りづらい。「みんな」という顔のない世間に過剰に付度して生きています。

老化ほど個人差の大きなものはない

そんな忖度社会において、「健康寿命が長い＝お手本とすべき高齢者」という図式がことさら強調されるようになってきました。「ピンピンコロリ」などの言葉が大流行したのも、その一端のように感じられてなりません。

「大往生」も、そうした「誰から見ても立派な老後」というニュアンスが込められがちな言葉です。私は、そのイメージを根本からひっくり返したいと思い、この本を上梓《じょうし》ました。大往生かどうかを決めるのは、他人でも世間でもありません。あくまで自分自身です。

これまでの人生のほとんどを、他人からの評価ばかり気にして、他人と比較することの連続の中で生きてきた人は多いのではないでしょうか。せめて老後くらいはそこから卒業しましょう、と私は言いたいのです。

がんや糖尿病などと違って、足腰が弱って車椅子のお世話になったり、排泄のコントロールが難しくなって紙パンツを履くようになったり、認知症を発症したりといった老化現象は、この長寿社会においては、ほぼすべての人がいつかは経験することです。それが早く出るか遅く出るか、というだけの違いです。

乳幼児も同じです。ハイハイができるようになる時期、離乳食を食べ始める時期、立って歩くようになる時期など、成長のペースはそれぞれ違って当然でしょう。歯が生えてくる時期もオムツが取れる時期も、個人差があって当たり前です。

実は老化のスピードは子どもの成長以上に個人差が大きく、他人と比べることには何の意味もありません。自分は同世代の友人より記憶力や判断力が優れているとか、早くから紙パンツのお世話になっているのを知られたら恥ずかしいなどといった、優越感と劣等感の間で大きく揺れ動くのはきわめて不毛なことです。

下ネタだじゃれで性ホルモンと免疫力を活性化

私は、年老いたら「アホ」になることをお勧めしています。

バカバカしいことをやっていいのです。むしろ、他人の目などお構いなしに「アホ」になれる高齢者は、人生を達観しているようで格好よく見えると思います。

年を取ったら、過去の肩書きも社会的地位も関係ありません。家のローンからも子どもの教育費からも解放されたいま、守らなくてはいけないものなどないのです。身ひとつで生まれてきて身ひとつで死んでいくのですから、怖いもの知らずに生きていけばいい。

私などは、最近ずっと暇さえあればだじゃれを考えています。それも、下ネタ満載のだじゃれです。

この前は、広島と愛媛を結ぶ「しまなみ海道」を車で気持ちよくドライブしながら、「しまなみ街道のライバルは何だ……ウマ並みデカいどう！」なんて思いついて自分で大笑いしていました。実にくだらないですよね。何の意味があるのかと問われても、とくに何の意味もありません。

でも、実に罪のない楽しみだと思いませんか？　単なるだじゃれでなく、そこへさらに下ネタも入れ込めば、多少は男性ホルモンが刺激されるかもしれませんし、「こんなオモロイの、思いついたで！」と話の種にもなって、仲間同士で大いに盛り上がることだってあるでしょう。語呂合わせみたいなものは、言語センスが鍛えられて脳トレにもなるでしょうし、笑いを日常に取り入れることで免疫力のアップも期待できます。

さらにそのまま車を走らせていたら、「多々羅《たたら》大橋」という橋に着きました。そこで、「勃ったら大きいワシ！」と思いついて、ひとり悦に入っていました。気分がよかったし、笑ったので免疫機能も上がったことでしょう。

１９７０年代、文化放送で「谷村新司のセイ！ヤング」というラジオ番組がありました。そこの「天才・秀才・バカ」というコーナーが、まさにそういうコンセプトでした。くだらない下ネタ系のギャグの投稿で、当時はとても盛り上がったものです。

そのころに20代だった人たちが、間もなく後期高齢者の仲間入りをする令和の時代です。あのころの楽しみ方、しょうもない笑いのエネルギーをもう一度、取り戻してみるのもいいかもしれません。もっとも、下ネタギャグを不快に思う人もいるので、話す相手に対する配慮が必要なのは言うまでもないことなのですが。

そもそも老後の趣味として、俳句や歴史探訪、書道と、皆さん高尚な趣味を持ちたがる傾向にありますが、関心が低いことを追い求める必要はないのです。本当にそれを楽しみたいのであれば一向に構いませんが、「周囲からすごいと感心されたいな」というような他人軸の意識が働いていませんか？

もっと自分の感覚を解放して、「アホ」な自分をさらけ出して生きていけると、ラクになります。

人生には「正解」なんてない

とはいえ、いくら自分軸で生きることが大事だと言っても、それが簡単にはできないから、皆さん悩んでいるわけです。

もっと自由になりたい。他人の目など気にせず生きたい。でも、それができないから苦しい——。「置かれた場所で咲きなさい」なんて言われたって、自分がどうしてここに置かれているのかわからなくて悩んでしまうのが人間です。老いを受け入れろと言われても、そう簡単には受け入れられないから、老人性うつに苦しむ人たちが大勢いるのです。かく言う私も、常にだじゃれだけを考えて能天気に過ごしているわけではありません。

皆さんそれぞれに、社会の中で自分の居場所をなんとか見つけ出そうと一生懸命です。正解なんて存在しない人生を、ゴールもわからずに走り続けているのですから。

そんな時、つい人生の「正しい送り方」があるのではないかと思いたくなる。コロナワクチンを打つのが正しい。打たないのが正しい。マスクをするのが正しい。マスクを外すのが正しい。健康診断をするのが正しい。そんなものは受けずに数値など気にしないのが正しい――。端的な例を挙げましたが、そうやって正しさの背比べばかりしていると、ワクチンを打たなかったから重篤化したのだ、ワクチンを打っても何も意味がなかったのだなどと、原因と結果を短絡的に結びつけようとしたくなります。早くに認知症になってしまったのはストレスだらけの生活をしていたからだ、寝たきりになってしまったのは食生活が乱れていたからだ、などと切りがなくなります。

しかし、人生に起こるさまざまな出来事は、原因と結果がわかりやすく結びついていることなどほとんどないのです。

健康診断をこまめに受けることで、病巣を早くに発見できて適切な治療を受けられるということもあるでしょう。一方で、放置しておいてもなんら問題のないような種類のがんを見つけてしまい、過剰な治療をしてかえって寿命を縮めてしまう結果を招くこともあるかもしれません。

しかし、それも含めて、どちらを選択したから正解、不正解ということはありません。もっと言えば、長生きすることが正解だとも限らないからです。

たとえば、ずっと孤独に生きていた人がある時、素晴らしい女性に出会った。相思相愛となって結婚し、夢のような日々を過ごしていたところ、いつの間にか保険金をかけられていて、ある日、事故なのか殺人なのかわからないアクシデントによって命を落としてしまった。

彼は、その女性と出会わなければもっと長生きできたのかもしれませんが、どちらの生き方が幸せだったのかなんて誰にもわかりません。夢のような幸せな日々を人生の最後に送ることができたというのであれば、本人にとっては、9回裏で逆転満塁ホームランを打ったかのような気持ちだったかもしれません。

これはあまりに極端なたとえ話ですが、人生においては、他人から見たら不幸にしか思えないこと、失敗のように見えることであっても、その人にとってはかけがえのない瞬間を生きていたのかもしれないということです。

不条理に原因を求めると怪しい宗教に行き着く

ネットフリックスの韓国ドラマ『地獄が呼んでいる』（２０２１年）は、突然起きる不条理な災厄を神の審判であるかのように世の中に思わせて、新興宗教が社会を支配していく様を描いた秀逸な作品でした。原作は漫画だそうですが、災厄のメタファーとして３体の不気味なモンスターが登場します。

コロナにかかって死んでしまう、乗った飛行機が落ちてしまう、通り魔に刺殺されるなど、「まさか」と思うような出来事によって突然命を絶たれてしまう不条理の暗喩として、突如現れた「モンスター」によってなぶり殺しにされる。誰の人生においても常に起こり得る悲劇のメタファーです。

「モンスター」がなぜその人を選ぶのか、誰にも理由がわかりません。ドラマの中では、「モンスター」によって殺害を予告された人が、なぜ自分にこのような悲劇が襲いかかってくるのかわからず取り乱します。他人が「モンスター」によって殺される様を目撃した人たちは恐怖に陥ります。その恐怖心を新興宗教がうまくすくい上げて、「この人間は罪人ゆえに殺されたのだ」とアナウンスすると、目の前の不条理に意味づけがなされたことで、人々は安堵《あんど》します。そして〝罪人〟の烙印《らくいん》を押された人やその家族を悪しざまに罵り、彼らの死を神の審判として理解することで社会は再び秩序を取り戻していきます。

実に不気味な映画ですが、現実も実はこれとそう変わらないのではないかと気づかされます。

インターネット上では、今日も他人を批判するコメントであふれかえっています。誰かを揶揄《やゆ》するようなコメントに大量の「いいね」が集まり、レッテルを貼って嘲笑することで、とりあえず憂さを晴らす。

円安が止まらず、国際競争力はどんどん低下、優秀な人材は海外へ流出していくばかり。ますます市場が縮小していく日本で、不毛な足の引っ張り合いが続いているようです。ちょっとでもつまずくと、簡単に社会からこぼれ落ちてしまうのではないかという恐怖が支配する息苦しい社会に変容してしまったように感じます。

恐怖が支配する社会というのはすなわち、弱者に厳しい社会です。非効率なものは嫌がられ、生産性の低い者は社会の「お荷物」のように扱われます。そういった烙印を押されまいと、誰もがビクビクしながら暮らさなければなりません。

いったいなぜ、こんな世の中になってしまったのでしょう。

「お天道様が見ている」から「拝金教」へ

映画『地獄が呼んでいる』では、不条理を利用して新興宗教が人心を掌握しますが、太古より、人類には人智を超えたものに対する畏怖の念、アニミズム的な信仰心が備わっていました。世界をあまねく照らす太陽や恵みの雨、肥沃な大地に広大な海。宇宙に目を転じれば、太陽系のはるか外側には無限の空間が広がっています。

かつての日本には、「お天道様が見ている」という意識が広く共有されていたこともありました。「お天道様」に対して恥ずかしくない生き方をする、というような意識が、個人の欲望が暴走することへの歯止めとして機能していた側面があったように思います。

ところがいつの間にか、すべてのことは人間によって「アンダーコントロール」できているかのような錯覚が、社会に蔓延してしまったようです。一部の先進国の人々の間では、人智を超えたものに対する畏れが失われ、その代わりに、あらゆる価値判断の基準が「お金」に置かれているように感じます。多くの人々が「拝金教」という宗教に狂わされてしまったかのようです。

そういった意味では、「死後の世界」を人間が信じているかどうかということが、実は大きいような気がします。

もっとも、私も死後の世界や霊界といったことに大きな関心を寄せているわけではありません。ただ、幼い子どもは、「嘘つきは地獄に行ったら閻魔《えんま》様に舌を抜かれるんだよ」なんて大人に言われると、嘘をついたり他人を騙したりしたら大変なことになる、と考えて震え上がります。そして、人を騙したり傷つけたりするのは恐ろしいことなのだ、といったことを学んでいくのです。

キリスト教やイスラム教、仏教なども、「よりよく死ぬためには、よりよく生きなければならない」といった教えが根底にあるはずです。

ただし、歴史の中で「よりよく生きる」ことのバロメーターはしばしば歪《ゆが》んだところに置かれました。大切なのは教会や寺にお金を多く捧げることだとか、布教のために自らを犠牲にすることだとかいうふうに、宗教団体の有力者にとって好都合な方向に捻《ね》じ曲げられるようなことも少なくありませんでした。

拝金教に走ってしまった人々の不幸

いまや、「お天道様」の位置を「お金」が占めてしまっているように感じます。お金を持っていなければ不安だらけ。お金さえあれば幸せになれるし、安心も手に入ると人々に思い込ませている、まさしく「拝金教」です。

だから、国がお金を「無駄遣い」していることも許せない。

そういう人たちにとっては、社会保障費がかさむことは、大いなる「無駄」であり、国に貢献しない「非生産的」な人たちを抱え込むことは社会にとって「非効率」なことだと思ってしまう。だからこそ、ユーチューブなどで「ホームレスの命はどうでもいい」「生活保護の人を食わせる金があるなら、猫を救ってほしい」などと発言する人の動画が共感を集め、バズってしまうのです。

誰しも、自らがいつ「非効率的」で「無駄」な存在になるかもわからない。そして、そうした時のセーフティネットとして共同体が存在しているという視点が欠落していたのでしょう。

そのような風潮が広まると、生活困窮者はますます肩身が狭くなる。日本では、本来生活保護を受給すべき生活水準にありながら申請すらしていない人たちがおよそ8割もいると言われます。先進国の中でも圧倒的に低い捕捉率なのです。

そういう話をすると、「高齢者ばかりが増えて、人口は減少。税収も減っているのだから、社会保障費がいずれ国の財政を圧迫して破綻しかねないのは事実じゃないか。〝打ち出の小づち〟なんてないんだぞ」といった批判が噴出します。

しかし、そもそも人口ピラミッドが歪《いびつ》な形になっていることは、すでに何十年も前から問題視されていました。

国民皆保険で、誰もが一律の医療が受けられる状況は、世界一の長寿国を生み出しましたが、一方で、過剰な健診、過剰な投薬、過剰ながん治療など、見直すべき点も多々あるはずです。それにもかかわらず、大学病院や医師会、製薬会社などのさまざまな思惑が絡んで、患者本人はどう生きたいのか、その治療は果たして患者を幸せにするのかといった視点を見失ったまま、医療費がひたすら膨らんでいった現実がある。自分たちの「金儲け」に患者を利用しているだけではないかと、非常に腹立たしい思いがします。

いずれにしても、「拝金教」は誰も幸せにしません。

一部の金持ちだけは高笑いできるじゃないか、と思われるかもしれませんが、拝金教の恐ろしいところは、どこまで行っても「足るを知る」という状態にならないことです。いまの自分をそのまま肯定することができません。常に成長を続けなければならない。そのためには常に投資先を探し、リターンを求めて走り続けなければなりません。どんな巨額の資産を手にしていても、満たされることなく「飢餓状態」から逃れられないのです。

そうやって生きて、死んだ後には何が残るのでしょうか。山のように積み上げたお金の束だけが残り、それらを自分の子どもたちに受け継がせることが、人生の目標だったのでしょうか。

「人間、死んでからだよ」

私の恩師である土居健郎《たけお》先生の言葉に、忘れられないものがあります。

それは、「人間、死んでからだよ」というものです。

人は何のために生きるのか——。折に触れ、土居先生の言葉を思い出しては自問自答しています。

土居先生はなにも、死後の世界についてどうこう言いたかったわけではないと思います。「その人の真価が問われるのは死んでからなのだ」という意味でしょう。

生きている間は、さまざまな打算や思惑などが働きます。近寄ってくる人、関わってくる人など、何らかの下心がある場合も少なくありません。肩書きを見てすり寄ってくるような人や、財産目当てで近づいてくる人もいます。

しかし、その人が亡くなった後に、知人や友人たちから「あの人は素晴らしい人だったね」と思い出してもらえたとしたら、そこには打算も下心もありません。その人の人間としての素晴らしさが、純粋に人々の心の中に記憶されているということです。


戦火と大干ばつに苦しむアフガニスタンやパキスタンの人々とともに生きたひとりの日本人医師がいます。戦火に傷つき、治療もまともに受けられずにいた人々のために奔走したのち、子どもたちが餓死の危険にさらされている状況を前にして、居ても立ってもいられずに白衣を脱ぎ、井戸を掘り、かんがい用水路を整備して砂漠に緑を取り戻そうと黙々と働き続けた中村哲さんです。

彼のドキュメンタリー映画『荒野に希望の灯をともす』が、2022年夏に劇場公開されました。連日、大入り満員だったようです。

中村さんは2019年、アフガニスタンで襲撃され、突然命を奪われましたが、いまも中村さんを悼む人たちが大勢います。そして、彼の遺志を受け継いだ人々の手によって、現在もアフガンの大地で用水路の建設が進んでいます。彼が生きた証は、アフガンの大地にも、そして人々の胸にもしっかりと刻まれているのです。

清貧の中に生きた中村さんは、ご家族に大きな財産を遺すことはなかったかもしれませんが、数字に換算することのできない「財産」を後世の人たちに遺しました。

誰もが瀬戸内寂聴さんのように生きて死ねないのと同様に、中村哲さんのように自らの人生を社会のために捧げることなど、私たちには容易にはできないことです。しかし、お金と時間を費やしていく際に、「どこに自分の軸足を置くのか」

と考えるくらいであれば、誰にでもできることだと思います。

それは私自身も、常に考えていることです。

私は人格者でもなければ優秀な人間でもないので、死後に「あの人はなかなか面白い人だった。時々、面白い映画なんかつくっていたな」と思ってもらえたらうれしいな、とささやかに考えている程度なのですが……。

金を遺すより、面白い映画を撮って死にたい

実は、私は医師であると同時に、映画監督もやっています。10代のころに映画という自己表現の手段に憧れるようになり、映画制作の資金をつくりたくて医者になることを決めたくらいです。灘《なだ》高校で落ちこぼれ気味だった17歳のときに、名画座で藤田敏八さんの『赤い鳥逃げた?』を観たことが、映画を撮りたいと思

うようになったきっかけでした。

28歳の青年の役を原田芳雄さんが演じていたのですが、彼が「やることがなくなりゃジジイだ。このままじゃ俺は28歳のポンコツだ」と嘆くシーンがあった。当時の私も、「ああ、まさしくそうだ。やりたいこともない俺は、17歳でもうジジイになってしまっているんだな」と強烈に思ったのです。そして、28歳でしかない若者が、自分を「ジジイだ」と嘆く気持ちを、こんなに面白く映画で表現できるのであれば、自分だってこんな形で自己表現したっていいじゃないか、と思うようになりました。ある意味で、映画によって自分の存在が肯定されたような体験だったのだと思います。

遅かれ早かれ、私の肉体は滅ぶことになりますが、私がつくった作品は後世の人たちにも観てもらえるかもしれない。自分の内側にある、不条理に対するやるせなさや怒りといったものを映画という作品の中で表現できるとしたら。そして自らの人生において、そんな作品を数本でも残せるとしたら――。

そんな思いから、金を遺すよりも、ひとつでも多く、ちょっとは面白い映画を撮って死にたいな、と思っているのです。

独立プロダクションの看板を最後まで下ろさず、インディーズ映画をつくり続けた若松孝二さんという映画監督がいます。彼は2012年に突然の交通事故でこの世を去りましたが、生前「俺が死んだ後も100年以上作品は残る。映画に時効はないんだ」と常々言っていたことで知られています。私もまさに、そんな気持ちで、映画をつくったり本を書いたりしているわけです。

年老いたら、アリではなくキリギリスになろう

そんな私が、皆さんに対してご立派なことは言えません。ただお伝えできるこ

とがあるとすれば、それは「いまを生きよう」ということです。

お金を残すくらいなら、自分の生きざまを残しましょう。こんなふうに面白く生きて死んでいった人がいる、と誰かの記憶の中で生き続けるような存在になればいい。そのためにも、やりたいと思ったことがあるならば後回しにせず、いますぐやりましょう。

ここでひとつ、質問があります。あなたは好きなものを最初に食べてしまうタイプでしょうか？　それとも、食事の最後まで取っておいてじっくり味わいたいタイプでしょうか？

そのどちらかが正解だということはもちろんないのですが、かなり前に、私はどこかでこんなエッセイを読んだ記憶があります。

その筆者は、好きなものをいつも最後に食べるタイプでした。その日も、大好きな海老天が乗った天ぷらうどんを注文し、天ぷらは最後の楽しみに取っておいて先にうどんを頬張っていたところ、いきなり大きく地面が揺れて大地震が発生したのです。大正12年に起きた関東大震災でした。その著者は、「ああ！　俺の天ぷらが！」と思いながらも、身の安全を優先して泣く泣く天ぷらを諦め、逃げたそうです。以来、その著者は好きなものを必ず先に食べるようになった……。おぼろげな記憶なのですが、おおよそそのような内容だったと思います。

わずか10秒後ですら、自分の身に何が起きるのかなんてわからないのです。好きなものから食べればいいし、やりたいことから取りかかればいい。将来のためではなく、「いまを生きる」ことにエネルギーを傾ける。いずれ来るかもしれない冬のためにせっせと備蓄に励むアリではなく、今日という日を目いっぱい生きようとするキリギリスになりませんか。

高齢者世代は、若い世代に、そうした背中を見せて生きていけばよいのではないでしょうか。守りに入って小さく縮こまるのではなく、自分の弱さをさらけ出し、他者を信頼するという生き方を背中で示す。

いまの若い世代は、ただでさえ将来への不安でいっぱいになっています。小さいころから自己責任論が渦巻く閉塞した時代を見て育ってきたのですから、無理もない話だと思います。

そんな時に、上の世代がどのような背中を見せるのかで、社会に与えるインパクトは大きく違ってくるでしょう。個人が金を貯め込んで、少しでも他人よりいい暮らしをしようとするのか。あるいは、社会を信頼し、他者を信じて、お金やモノを世の中に循環させようとするのか。

いまの70代は、団塊の世代を中心に、社会変革を目指して学生運動に邁進《まいしん》した人たちが大勢いるはずです。かつて、世の中の不条理に憤り、社会を少しでもよくしていきたいと行動を起こした先輩たちが、いま再び、頼り合える社会を目指して行動するタイミングがきたとも言えるのではないでしょうか。

「どうせ死ぬんだから」という開き直り

冷たい北風を吹き付けたところで、旅人の外套《がいとう》を吹き飛ばすことはできませんでした。太陽から暖かな日差しが降り注ぐと、旅人は外套を脱いでうれしそうに空を見上げました。有名なイソップの寓話《ぐうわ》です。

高齢者が、若い人たちをポカポカと照らす太陽のような存在になれるとしたら、世の中は大きく変わるかもしれません。大切な蔵書を図書館に寄付したり、自宅の空いた一室に留学生を受け入れたり、あるいは地域の子どもを見守るサポートボランティアになったり、若者たちのスタートアップを支援したりするのも面白いでしょう。それも「自分に合ったスタイルで、無理なく自分も楽しみながら」が鉄則です。

自分にムチ打って頑張りすぎると、頑張ろうとしない他人が許せなくなったり、完璧主義に走りすぎて精神的につらくなったりするなど、ろくなことがありません。

自分自身が笑顔になることで、ほかの誰かも笑顔にすることができる。そうやって生きていけば、自らの「大往生」がほかの誰かの「大往生」へとつながっていくかもしれません。そんなことを夢見ながら年齢を重ねていくのは、このうえなく楽しいことではないでしょうか。

こんなことを書くととても道徳的なようですが、「どうせ死ぬんだから」と開き直ったころから不思議とそんな気分になっただけで、もちろん皆さんに「これが正解だ」なんて言うつもりも、それを押し付けるつもりもありません。ただ、少しでも共感してもらえればうれしいことは確かです。

著者プロフィール

和田秀樹（わだ・ひでき）

1960年、大阪府生まれ。精神科医。ルネクリニック東京院院長。東京大学医学部卒業後、東京大学医学部附属病院精神神経科助手、米国カール・メニンガー精神医学校国際フェロー、浴風会病院精神科医師を経て現職。高齢者専門の精神科医として、30年以上にわたって高齢者医療の現場に携わる。著書に『70歳が老化の分かれ道』（詩想社新書）、『80歳の壁』（幻冬舎新書）、『老いの品格』（PHP新書）など多数。

・「まぐまぐ！」でメルマガ『和田秀樹の「テレビでもラジオでも言えないわたしの本音」』を配信中。
https://www.mag2.com/m/0001686028
・YouTubeチャンネル：和田秀樹チャンネル２

宝島社新書

大往生
医者が考える最高の死に方と極意

(だいおうじょう
いしゃがかんがえるさいこうのしにかたとごくい)

2022年12月23日　第1刷発行

著　者　和田秀樹
発行人　蓮見清一
発行所　株式会社　宝島社
〒102-8388 東京都千代田区一番町25番地
電話：営業　03(3234)4621
　　　編集　03(3239)0646
https://tkj.jp
印刷・製本：中央精版印刷株式会社

ISBN 978-4-299-03747-3